Susanne Jalka arbeitete jahrelang als Sexualpsychologin und Dozentin an der Universität Berlin. Sie lebt heute in Wien.

Dem, der ein Tabu
berührte und
dafür von
mordenden Fanatikern
verfolgt wird,
für Salman Rushdie

Dieses Buch wurde auf chlor- und säurefreiem Papier gedruckt.

Vollständige Taschenbuchausgabe Juni 1995
Droemersche Verlagsanstalt Th. Knaur Nachf., München

Umschlaggestaltung: Manfred Waller, Reinbek
Umschlagillustration: Monika Gil'sin
Druck und Bindung: Ebner Ulm
Printed in Germany
ISBN 3-426-65089-4

2 4 5 3 1

Susanne Jalka

Schmerzlust

Roman

Knaur

Inhalt

Der Prozeß 5

Im Labyrinth 41

Zwischenlösungen – Ariadne 67

Geisterbahnfahrt 113

Nachtigall, zu Diensten 141

Aus den Akten 171

Liebesgeschichte 187

Der Prozeß

Ein eiskaltes Weib, die Wörter fallen aus unendlicher Ferne seines Traumes herunter als Sternschnuppen, Splitter gläserner Eiskristalle. Wie eine Welle weitet sich der Schmerz in ihm aus und erreicht mit der Atemwende sein Herz.

Warum läßt du deine Mutter so mit dir umgehen, Kurt?

Sie ist meine Mutter.

Er erinnert sich, gestern abend, die eher beiläufige Schilderung vom Besuch bei seiner Mutter und ihrer Bemerkung, daß sie nicht das Bedürfnis habe, ihn zu besuchen. Die rauhe Heiserkeit in seiner Stimme war Ferdinands kritischen Ohren nicht entgangen. Ein eiskaltes Weib ist deine Mutter, im Zorn gesprochen, achtlos kommentiert. Überall ist sie dabei, fliegt um die halbe Welt, um Besuche zu machen. Ich möchte nicht wissen, wie oft sie schon hier unten am Haus vorbeigegangen ist – aber sie hat nicht das Bedürfnis, dich zu besuchen! Solange du sie nicht zwingst und ihr sowieso deine regelmäßigen Aufwartungen machst, muß sie nicht nachgeben. Ich verstehe dich nicht.

Sie gibt nicht nach. Sie hat noch nie nachgegeben. Aber ich erwarte das auch gar nicht mehr, denkt Kurt und spürt, wie ein unbezähmbares Lachen sich aus seinem Schmerz hervordrängt, ganz so, als wäre sein Herz in zwei Teile gespalten.

Genau in diesem Augenblick fällt ihm ein, mit einem erregenden, fast lüsternen Schauder aus Erschrecken und Angst, der ihn mit einem Ruck aufrichtet, als hätte er einen leichten elektrischen Schlag bekommen: Ich bin heute zum Prozeß bestellt! Heute endlich werden diese Heimlichkeiten aufhören. Kein Versteckspiel mehr, Strafe, Richterspruch, Schwamm drüber – hohnlachender Triumph! Hat diese kleine miese Zecke sich so in mich verbissen, ihr billiges Gift in mein Blut gemischt, heute ist Schluß.

Er geht ins Badezimmer und grüßt sein Frühgesicht, freundlich gespiegelt, Marmor und Sonnenstrahlen im Hintergrund, feierlich, wie jeden Morgen, zufrieden seinen trainierten Körper im Spiegel genießend. Wasserfontänen spritzen aus allen Düsen, heiß und kalt und nie genug, Prusten und Schnauben, zähnebleckendes Lachen: Ach wie gut, daß niemand weiß, daß ich Rumpelstilzchen heiß!

Zum Kaffee und zur Zeitung läßt er sich Frühmusik aus dem Radio vorspielen, in voller Lautstärke, und raucht die erste Zigarette, um die dem Genuß sich ausliefernde innere Ruhe zu erreichen.

Und dann noch ein kurzer Blick ins Studio, routinemäßig atmet er sich in eine aufrechte Haltung hinein, klar und bewußt, wenn er durch die Räume seines Studios geht. Jetzt ist noch niemand da. Aber er hat sich angewöhnt, nur in aufrechtem, selbstbewußtem Gang durchzugehen, lokker und wachsam zugleich. In verhaltener und doch aktionsbereiter Spannung stehen die Geräte wartend umher. In ihrer funkelnden Technik versprechen sie Kraft und Leistung, die als meßbare Zahl von der Sportmaschine auf den Körper übertragen werden kann. Rundherum an den Wänden Spiegel, in denen keuchende, schweißtriefende Körper sich in narzißtisch selbstzufriedener Anerkennung die nötige Ermutigung abholen können, um letzte Reserven zu befreien. Aus der offenen Tür zu den Waschräumen hat sich wieder der Fichtennadelzusatz vom Dampfbad mit dem immer noch spürbaren Geruch des neuen Teppichbodens vermischt.

Im Büro läutet das Telefon, aber noch ist der Anrufbeantworter eingeschaltet. Ferdinand wird gleich kommen. Er übernimmt heute sowohl Bürostunden als auch die Stretching-Gruppe am Nachmittag, damit Kurt den ganzen Tag frei hat. Den ganzen Tag! So lange wird es hoffentlich nicht dauern, hatte er gestern noch gesagt. Aber Ferdinands leichthin und ahnungslos gegebenes Angebot läßt auch für den schlimmsten Fall Spielraum.

Bis in die Fingerspitzen spürt Kurt jetzt eine nervöse Spannung. »Wer heute den Kopf in den Sand steckt, knirscht morgen mit den Zähnen« steht in großen Buchstaben auf einem Poster im Eingang. Wer hat das eigentlich da hingehängt? Ulrike? Immer wieder bringt sie irgendwo einen sinnigen Spruch an oder hinterläßt eine kleine Aufmerksamkeit, um auf heimliche Art ihre Territorialansprüche zu markieren. Sie würde so gern mehr tun, mehr dabeisein. Aber sie erreicht mit ihren freiwilligen Angeboten genau das Gegenteil. Am liebsten würde Kurt das Plakat von der Wand reißen.

Draußen im Hof kommt ein Auto. Jetzt nicht Ferdinand begegnen! Er würde die Spannung sofort spüren. Durch das Hoffenster vergewissert er sich, daß der Wagen zur Druckerei gehört, die im dritten Stock oben, über dem Bilderrahmenatelier, eingezogen ist.

Im Hof tropft der tauende Schnee vom Dach, ein weiter, klarer Himmel verspricht einen herrlichen Februartag. Warum im Gerichtssaal sitzen müssen, den Zumutungen eines juristischen Verfahrens ausgeliefert? Schuldlos, sinnlos dem ungerechten Zwangsritual einer Entblößung in der Öffentlichkeit ausgesetzt sein?

Jetzt endlich wandelt sich die ängstliche Spannung in ihm, wird zu kühler Strategie. Er wird sich dieser Herausforderung stellen! Trotz Ungerechtigkeit und Zwang, die ihm angetan werden, will er keine Schwäche zeigen. Er verläßt rasch das Studio und fährt aus dem Hof hinaus, trotzig entschlossen, sich nicht demütigen zu lassen von einer Prozedur, die ihn beurteilt, ohne ihn zu begreifen.

Keiner hat ihn gesehen. Er dreht sich nicht mehr um. Wenn es ganz schlimm kommt, hat Wagner gesagt, geben sie Ihnen zwei Jahre auf Bewährung, wahrscheinlich wird's eher eine Geldbuße. Wieviel? Und das Anwaltshonorar, die Gerichtskosten? Wieviel? Woher nehmen? Das alles wird vom Urteil abhängen.

Peter fährt bis zur Ecke Turmstraße und setzt Viola dort ab, wenn er sie morgens zum Dienst bringt. Sie geht dann, wie immer, von der U-Bahn am Park entlang. Heute ist sie ein bißchen nervös, aufgeregt über ihren ersten Fall einer Sexualstraftat. Ihre innere Unruhe konnte sie bis gestern abend noch ganz gut verbergen, konnte sich in diverse Beschäftigungen flüchten, lange, belanglose Telefonate führen, Urlaubspläne diskutieren. Keine Rede vom bevorstehenden Prozeß. Wer sie aber kennt, kann an der Häufigkeit ihrer typischen Geste, wie sie mit ihrer kleinen Hand, die kurzen Finger wie zu einem Kamm geöffnet, die Frisur zurechtrückt, den Grad ihrer Anspannung ermessen. Dabei biegt sie den Hals, wie zur Entlastung – aber mit hochgezogenen Schultern –, nach hinten. Peter liebt diese kleine Geste an Viola. Für ihn ist es eine Art stiller Hilferuf. Er amüsiert sich immer wieder über diese Zeichen von Hilflosigkeit, die sie eher verbergen will. Auf den Straßen liegt kaum noch Schnee, aber Bäume, Gärten und Häuser glitzern nach einer frostkalten Nacht.

Wirst du heute spät kommen?

Viola antwortet nicht. Peter wirft ihr einen kurzen Blick zu – sie macht offenbar eine Konzentrationsübung, die Augen halb geschlossen, sitzt sie aufrecht, ihre Hände liegen auf den Schenkeln, sie atmet langsam.

Wir sind gleich da. Ich ruf später an. Bei mir wird's heute nicht spät. Laßt euch nicht verrückt machen, Mädchen. Ich kenne den Wagner, der wird keine Show machen wollen in der Sache, und wenn ihr den, wie heißt er, fest im Griff behaltet...

Matussek.

Ja, wenn ihr den – der will auch kein Theater daraus machen. Wo hast du eigentlich den Zettel von der Reinigung hingelegt? Heute könnte ich die Sachen abholen.

Viola kommentiert den Themenwechsel mit einer Kopfwendung und, wie ihr auffällt, dem ersten Blick zu Peter heute.

Danke, daß du mich hierhergefahren hast, das hat mir gutgetan, war lieb von dir. Sie beugt sich hinüber, will ihm einen Kuß geben. Er nimmt ihren Kopf mit einer Hand und küßt sie ungestüm auf den Mund. Sie lacht. Im Bücherregal vorne irgendwo liegen die Reinigungszettel. Also bis heute abend.

Dr. Wagner erwartet ihn vor dem Saal. Ein Fotograf von der Bild-Zeitung, jede Menge ungeschminkte Frauen, die ihn anstarren und, weil sie in Gruppen auftreten, gehässig grinsen und tuscheln. Die vier Reporter sind offenbar die einzigen Männer im Publikum. Kurt Matussek konzentriert sich nur auf Wagners Worte. Anja und der sogenannte Verlobte kommen mit ihrem Anwalt herein. Möglichst jetzt niemanden erkennen, als könnte das vor dem Erkanntwerden schützen.

Und der Gutachter, Prof. Catz, ist auch schon da, Händeschütteln, Begrüßung. Kurt freut sich über den ernsten, offenen Blick des alten Herrn. Er kann sich an diesem Augenblick kurz festhalten. Alles geschieht wie im Zeitlupentempo, aber doch so schnell, daß er kaum einen klaren Gedanken fassen kann. Endlich sind sie an der offenen Saaltür. Dort drinnen wird er geschützter sein, wenigstens weiter weg und unter den Augen des Gesetzes. Wie lächerlich das klingt, Augen des Gesetzes.

Alle Augen sind auf ihn gerichtet. Er spürt seinen verkrampften Körper und hält sich so aufrecht wie möglich. Er spricht mit Wagner über das Wetter, um Zeit zu füllen und dem Publikum den Rücken zuwenden zu können. Alles andere ist bereits gesagt.

Sprechen Sie so, wie Sie mit mir gesprochen haben.

Das Gericht kommt herein. Alle stehen. Das Gericht, nur Frauen. Wagner hatte das ja vorhin schon erwähnt. Die beiden Schöffen sind kurzfristig ausgefallen, wegen Erkrankung, und die Ersatzschöffen sind Frauen. Und wenn auch, wir lassen uns auf keinerlei Provokationen ein, hatte er noch dazu gesagt. Keine Phantasien, nur über die Sache reden. Wir haben uns nur vor dem Gesetz zu rechtfertigen. Bleiben Sie in jeder Situation, in jedem Fall ruhig.

Aber jetzt spürt Kurt Matussek, der sich immer im Griff hat und der weiß, daß er sich immer auf seinen klaren Kopf verlassen kann, wie ihn sein Denken im Stich läßt. Ein Zittern geht durch seinen Körper, in den Beinen ist keine Kraft. Als ob er nicht mehr stehen könnte. Die Gesichter der Richterinnen verschwimmen vor ihm. Hinter ihm Tuscheln und Scharren, alles bewegt sich, der Raum schwankt. Ich will hier raus. Ich kann das nicht! Er will schreien und muß die Wörter herunterwürgen. Mutter, hilf mir doch!

Laß dich nicht gehen, Kind, hat sie immer gesagt. Kurt, laß dich nicht gehen. Das hilft. In ihm ist wieder dieses trotzige Lachen, entschlossen und widerspenstig zugleich.

Ich werde nicht zusammenbrechen, nicht einmal zittern werdet ihr mich sehen. Die beste Methode, die immer wirkt und auch hier gut funktioniert: Er betrachtet und begutachtet die Frauen dort oben als Weiber. Wie sind sie im Bett? Kennen sie die Gier nach Lust? Welche kann sich einem Mann ergeben, unterwerfen? Welche spielt das heiße Spiel der Herrscherin? Und er sieht die Staatsanwältin mit ihrem Hinkebein, klein und untersetzt. Wagner hatte ihm schon gesagt, daß sie Probleme mit Beziehungen hat und sicher besonders hart rangehen würde. Sie ist nicht einmal häßlich, einfach bitter und ehrgeizig, weil ihr nichts anderes übrigbleibt.

Alle setzen sich. Die Prozedur beginnt. Kurt Matussek spielt also dieses andere Spiel der Macht jetzt mit. So als wäre er in seinem Studio, wenn er sagt: Nun los, Kinder. Immer wieder faszinierend, die verschiedenen Bewegungen, Körper, Temperamente. Er sieht sie alle zuerst über den Makel. Er sucht den Makel und findet darüber die Person. Zuerst geht es immer darum, drei Mängel festzustellen und daraus den äußeren Rahmen zu bauen, von dem sich dann auf das sexuelle Verhalten schließen läßt. Die Staatsanwältin hat diesen Klumpfuß und Haare auf den Zähnen. Sie ist bestimmt am ganzen Körper wie ein Äffchen behaart. Die zieht sich nicht gern aus, bliebe besser immer in der Robe, an der kann sie sich festhalten.

Niemals außer sich sein, niemals außerhalb und nicht innerhalb sein, nicht selbst bestimmen zu können, nicht auf die eigene Kraft sich zu konzentrieren. Wer ist stärker? Die Welt draußen oder drinnen das Selbst? Bewußt konzentriert, im Spüren und Denken zur Strategie sich ergänzende Kraft. Und während die Rituale aller Anwesenheitsfeststellungen und der Zeugenbelehrungen stattfinden, baut sich Kurt Matussek seine selbstsichere Wirkung Stück für Stück wieder auf. Die Kleine, die da mitschreibt, die Protokollantin, ein braves Mädchen, die mit hängenden Schultern, flachbrüstig und farblos ihr zugewiesene Aufgaben erfüllt. Bisher hat sie noch nicht viel erlebt. Vielleicht läßt sie den wichtigen Posten, den sie hier ausfüllen darf, zum zentralen Geschehen in ihrem Leben werden, und jedes Ereignis, das sie zu Protokoll nimmt, erlebt sie quasi persönlich. Heute ist sie offensichtlich aufgeregt, ihre Augen weichen seinen aus, obwohl ihr Platz und ihr Blickfeld sie zwingen, ihn zu sehen.

Feststellung, Angeklagter, zur Person. – Kurt Matussek hört sich aufgerufen werden. Er steht auf und antwortet, bestätigt Fakten, gibt Auskunft zur Person: 41 Jahre, ledig, kinderlos, geboren in Berlin, Sohn eines Gemüsegroßhändlers, Einzelkind, Scheidung der Eltern, als er 10 Jahre alt war. Er blieb im Haushalt der Mutter und Großmutter, die ein Café betrieben. Er wuchs auf in Berlin, wurde ordnungsgemäß eingeschult und besuchte nach der Grundschule das Gymnasium. 1968 machte er das Abitur und studierte anschließend hier in Berlin Mathematik. Während des Studiums verdiente er mit verschiedenen Nebentätigkeiten seinen Unterhalt.

Wasserblau und hell, fast durchsichtig bis auf den Grund sind die Augen der Richterin, die ihn befragt. Und ebenso wasserblau sind seine Augen, aber undurchsichtig und verschlossen. Um Abstand zu gewinnen, flüchtet ihr Blick immer wieder in die Akte, verharrt, löst sich und prallt gegen seine arrogante Undurchdringlichkeit. Selbstbewußt und aufrecht steht er da, groß, schlank, mit glatten braunen Haaren und blassem Gesicht, in dem kontrastreich dunkle Brauen und samtig dichte Wimpern die blauen Augen umrahmen. Ernst und fest ist seine Stimme, keine Spur von Unsicherheit, Angst oder gar Schuldgefühlen. Er sieht gut aus, weiß das und zeigt es auch. Anzug, Krawatte und Schuhe sind aufeinander abgestimmt, elegant, ohne zu übertreiben. Wo nimmt dieser Mann seine Ruhe und Sicherheit her? Er hat doch ein umfassendes Geständnis abgelegt. Bereut er nicht? Kennt er keine Schuldgefühle?

Das Studium beendete er 1975 ohne Abschluß und begann mit einer Ausbildung zum Fachsportlehrer, die er mit einer entsprechenden Abschlußprüfung 1977 beendete, um daraufhin 1978 eine Sportschule in Berlin-Steglitz, Lepsiusstraße 15, zu eröffnen. Sein hieraus erzieltes Einkommen beträgt derzeit durchschnittlich 5000 DM im Monat.

Kurt Matussek betrachtet die Vorsitzende, die ihn befragt. Ihre wohlklingende Stimme paßt zu dem interessant breitflächigen Gesicht, gute Aussprache, redegewandt, aber porentief rein. Der auffallend große Mund, die sonderbar unsicheren blauen Augen, die dunkelblonden kurzen Haare, lieblos, unauffällige Frisur, wo hat diese Frau ihre Weiblichkeit deponiert? Neutral wie Seifenlauge, alles deutet ausschließlich auf ihre Intelligenz hin. Die zeigt sie wie andere rotlackierte Fingernägel als Zeichen drohender Krallen. Kein Schmuck und kein Ehering sichtbar, alles ordentlich und gepflegt, aber mehr geht nicht von ihr aus. Klug und gebildet ist sie sicherlich, aber eigentlich ahnungslos.

Was weiß sie von der Gier fleischlicher Lust, wild und scheinbar unersättlich, durch Schweiß und Blut hindurch, bis alle Kräfte verbraucht sind. Und die Reinheit dann, nicht hygienisch steril, ausgewaschen, sauber, aber in aller Sudelei erschöpft und leer, wenn sich jede Hemmung aufgelöst hat und jede Angst. Er weiß davon und weiß zugleich, daß sie, unendlich weit davon entfernt, mit dieser Lust noch nie Berührung hatte.

Helen Schmidt, die Vorsitzende Richterin, spürt seinen prüfenden Blick und kämpft mit einer sie von innen her überschwemmenden Fassungslosigkeit, wie eine Flutwelle hinter den Augen aufbrausend und bis unter die Kopfhaut drängend. Nicht Brutalität oder dumpfe Gewalt geht von ihm aus. Seine Augen sprechen nicht von niedriger Bosheit. Er hat nichts Tückisches an sich. Und trotzdem fühlt sie sich bedroht. Wie ein Entdecker, meint sie plötzlich zu verstehen. Aber jetzt, hier im Gerichtssaal, ist er doch Angeklagter. Hier ist er nicht angetreten, um zu entdecken. Warum eigentlich? Wird hier nur die Strafe verhandelt, oder sollten nicht vielmehr Verstehen und Wissen befördert werden?

Wirbel entstehen in ihrem Kopf, undurchdringlich, unbegreiflich. Sie spürt eine Grenze, wie eine Mauer im Hirn, etwas geht nicht weiter. Hilfesuchend wendet sie sich zu Viola und spürt zugleich, daß Viola schon da ist und sie mit ihrem Blick bereits hält. Die Entschlossenheit in den Augen der Freundin räumt alle Hindernisse beiseite und weist den Weg. Hier geht's lang. Erleichtert läßt Helen sich einen Augenblick lang beruhigen und schaut dann in den überfüllten Saal. Wie ist die Stimmung hier?

Erwartungsvolles Starren, jetzt kommt die Verlesung der Anklage. Frauengesichter, die sich ihrer billigen sensationslüsternen Neugier nicht bewußt sind und die Erregung als politische Überzeugung spüren. Gespannte Stille im Raum umrahmt als wortlose Verachtung nun die Anklage der Staatsanwältin. Aus dem Mund dieser Frau wachsen, wie monströse Schatten, dunkle Wolken in den Saal, Engel, die drohend sich erheben und ausbreiten. Sie verheißen Schuld und Rache, wild und ungezähmt. Sexuelle Nötigung, sagt die Staatsanwältin, und im angehaltenen Atem aller Frauen, in ihren Augen und im Scharren ihrer Füße verwandelt sich die organisierte Harmlosigkeit rechtsstaatlicher Formulierungskunst in einem Aufruf nach Vergeltung.

Welchen Motiven folgt die Sache, die hier zu verhandeln ist? Wie wirken wir, die wir unsere Arbeit als Veranstaltung von Ordnung präsentieren, in einer Welt, die sich nur noch als fortwährende Veranstaltung zu feiern weiß? Helen hat durchaus bereits erfahren, wie kläglich die Vernunft immer wieder versagt, wenn sie als Widerstandsmacht gegen überfrachtete Gefühle anzukämpfen versucht.

Sie will dem Angeklagten mit ihren Augen Sicherheit vermitteln und sieht ihn, plötzlich wie in sich selbst verloren. Ein anderer sitzt dort, trostlos dieser Ablehnung ausgeliefert, gegen die er sich nicht wehren kann. Der Anwalt flüstert, und in seinen Worten muß Hoffnung sein, denn langsam verwandelt sich Kurt Matusseks Gestalt wieder, nimmt Kontur an, festigt sich und läßt den Mann wieder in Erscheinung treten, der mit seiner Selbstbehauptung imponiert. Helen hat diese doppelte Verwandlung mit Erstaunen beobachtet. Worüber verfügt dieser Mann, daß er Verzweiflung und Angst, die er ja offenbar intensiv erlebt, entgegentreten kann?

Der Anwalt bringt einen Antrag auf Räumung des Saales ein, damit sein Mandant als Angeklagter seine Aussagen nicht in einer ihm so feindlichen Öffentlichkeit vorbringen müsse. Die Ablehnung des Antrags erreicht Kurt Matussek bereits wieder im Zustand selbstbestimmter Sicherheit.

Er wird befragt und antwortet klar und sachlich. Er schildert die Erinnerungen an den Abend, als er Anja vor dem Metropol ansprach, am Nollendorfplatz, und sie dann mit nach Hause nahm. Er beschreibt all die Einzelheiten dessen, was er mit ihr gemacht hat, beschreibt Schmerz und Lust. Er kann irgendwo tief in sich drinnen so eine Art Flimmern im Herz spüren, wie eine Ahnung, irgendwie verschwommen, unheimlich, wenn er sich an ihr wimmerndes Schreien zu erinnern sucht. Mit trotziger Entschlossenheit weigert er sich aber, dieses heimlich Unheimliche zu ergründen.

Wenn man sonst über alles normal reden kann, warum sollte man nicht auch über diese Art, mit Prostituierten zu verkehren, ganz normal reden können? Ohne aufzutrumpfen, jede Einzelheit schildern, präzise Antworten geben. Bemühen Sie sich, immer neutral zu bleiben! Jedes Geschehen entwickelt sich so, daß man es auch sachlich betrachten kann. Wagners Worte, seine Hinweise auf empfehlenswerte Aussagen sind wie ein Rahmen, geben Kurt Sicherheit. Wenn er sich setzt, zwischendurch, hört er

Wagners Stimme hinter sich, flüsternd. Das haben Sie gut gesagt, sehr sachlich, hervorragend.

Am 1. August 1985, gegen 22 Uhr, fuhr ich mit meinem Pkw in die Potsdamer Straße und suchte eine Prostituierte, die bereit wäre, auch extreme Sachen zu machen, gespielte Vergewaltigung, sich fesseln lassen und versohlen. Ich war bereit, dafür eine höhere, über dem normalen Preis liegende Summe zu bezahlen. Ich hatte ja bereits früher andere Prostituierte gefunden, die solche gespielten Vergewaltigungen, ebenfalls nach Absprache und Einwilligung und gegen einen höheren Preis, mit sich machen ließen.

Wie oft hatten Sie sich bereits auf diese Weise sadistisch betätigt?

Höchstens zwei- bis dreimal vor dem August 1985 und seither nicht mehr. Ich wurde dazu durch eine frühere Bekannte aufgefordert. In der Beziehung mit ihr habe ich erstmals erlebt, daß Frauen solche Gewalt gern haben.

Entrüstetes Auflachen hinter ihm im Saal. Aber die Vorsitzende zeigt keine Bewegung. Ist sie mir wohlgesonnen? Oder bemüht sie sich nur um Neutralität?

An der Ecke Bülowstraße standen jüngere Prostituierte, die hübsch waren und gut gebaut. Aber keine von ihnen war bereit, auf meine Vorschläge einzugehen. Ich fuhr dann weiter zum Nollendorfplatz, sah dieses junge Mädchen, Anja, vor dem Metropol stehen, ging auf sie zu und sprach sie an. Sie verlangte 50 bis 70 DM und war auf meine Nachfrage hin auch bereit, extreme Sachen mitzumachen, also gespielte Vergewaltigung mit Fesseln und so. Dafür wollte sie dann aber 150 DM. Mein Angebot war 300 DM. Sie sollte mit mir im Auto mitkommen. Zuerst aber gab sie ihrem Freund 10 DM, weil beide kein Geld mehr hatten. Er wollte etwas essen in der Zwischenzeit. Als Anja ins Auto kam, setzte ich ihr eine Schlafmaske auf. Und ihr

Freund merkte sich das Kennzeichen von meinem Auto.

Hast du so etwas schon mal gemacht?

Nein. Außer, mit 15 mal, aber das war nicht gespielt, das war 'ne echte Vergewaltigung.

Fast noch ein Kind, sitzt oder liegt sie neben ihm im Auto, hält sich fest, obwohl sie ja angeschnallt ist. Mit der schwarzen Schlafmaske im Gesicht sieht sie aufregend fremd aus. Das enge T-Shirt klebt an ihr, der kurze Rock läßt viel Bein sehen. Er spürt seine gierige Lust auf diesen kindlichen Körper, diese kleine Hure, jungfräulich und zugleich nuttig und ordinär. Er redet mit ihr, muß sie in ein Gespräch verwickeln, damit er für alle Fälle etwas zur Entlastung auf Kassette hat. Sie weiß nichts vom eingeschalteten Recorder. Die Maske macht sie blind. Widerspruchslos fügt sie sich allen seinen Anweisungen.

Logisch, sagt sie zu allem, auch zur Maske, weil sie so den Weg nicht sehen kann. Logisch ja, daß er ihren Sitz zurückstellt, als würde sie liegen oder schlafen. Er könnte zum nächsten Parkplatz fahren und über sie herfallen. Demütig und ahnungslos läßt sie ihn bestimmen, um ihre Unerfahrenheit zu verbergen. Der hohen Summe, die sie heute bekommen wird, will sie als Profi entsprechen. Ihre Naivität läßt ihn um so geiler werden. Er redet mit ihr über Gewalt und Sex und daß er jetzt mit ihr so etwas machen werde, was viele Frauen ja gern mitmachen. Weil das eben keine echte Vergewaltigung, sondern nur so als ob wäre. Und er versucht, schnell zu fahren und dabei zu sagen, was gesagt werden muß. Sie soll aus seiner Stimme nicht hören, wie gierig er schon ist. Sie kommen an, parken im Hof, und er führt sie durch den Hintereingang direkt in seine Kammer. Sie fragt etwas und nimmt die Maske vom Gesicht. Und er fällt über sie her, wirft sie auf den Tisch, drückt ihre Arme nach hinten. Ihr Gesicht ist schreckerstarrt. Sie weiß nicht, ist das jetzt ernst, oder muß das so sein?

Er preßt ihren Körper auf die Holzplatte und drückt seinen harten Schwanz zwischen ihre Beine, quetscht ihre Handgelenke mit Kraft, bis sie endlich schreit und ohnmächtig hilflos versucht, seinem brutalen Griff zu entkommen. Er lacht, das hast du doch gewollt, jetzt kannst du nicht kneifen, mitgefangen, mitgehangen. Er läßt los, und sie, bereitwillig, ja, ja, das wird schon gehen, versteht jetzt, daß das alles zur Vereinbarung dazugehört.

Er bindet ihre Hände über dem Kopf mit einem Lederriemen fest aneinander, stößt sie auf den Boden, schiebt ihren Rock hoch. Laß mich dein Höschen zerreißen, ich zahl dir ein neues.

Ja, sagt sie.

Ich fick dich jetzt, du kleine miese Sau.

Und er zerreißt das winzige, weiße Höschen, drückt ihre Schenkel auseinander und stößt in sie hinein, daß sie wieder schreit. Das erregt ihn noch mehr, und er bestürmt diesen kleinen Körper, der sich ihm ausgeliefert hat, preßt ihn hart auf den Fußboden. Sie hat die Augen geschlossen. Er kniet jetzt zwischen ihren Beinen, hebt ihren kleinen Arsch hoch und drückt die Schenkel auseinander. Die rote Scham stülpt sich ihm entgegen. Er stößt noch ein paarmal kräftig hinein und explodiert gewaltig in ihr.

Jetzt kann's losgehen, sagt er, richtet sie auf, zieht sie aus und befestigt den Lederriemen, mit dem ihre Arme aneinandergebunden sind, am Haken einer Kette. Er zieht sie mit einem Flaschenzug so hoch, daß sie mit dem Po eben noch den Boden berührt. Und dann zieht er sich schnell aus und beißt und kneift ihre Brustwarzen, so daß sie quiekt, sich hin und her wirft und versucht, ihm zu entkommen, indem sie sich mit den Beinen abstößt. Er zieht sie noch höher, so daß sie steht, und hängt ihre Beine, auch mit Lederriemen gefesselt, einzeln, auseinandergegrätscht an Ketten. So steht sie vor ihm, ihre ängstlich weit aufgerissenen Augen stören ihn. Er zieht ihr die Maske wieder übers Gesicht. Sie will das nicht, jammert, aber er holt die

Peitsche und beginnt zu schlagen, zuerst auf ihren kleinen Hintern. Sofort springen ihm dunkle Striemen entgegen. Ihre weiße, empfindliche Haut erblüht in roten Zeichen ihres Erschreckens.

Er zieht die Peitsche immer härter über ihre Brüste, schlägt sie zwischen die Schenkel. Sie wimmert verzweifelt. Er keucht erregt und reibt seinen steifen Schwanz immer wieder an ihr. Er umkreist sie wie ein Raubtier, das mit seinem hilflosen Opfer spielt. Sie schreit laut auf, wenn ihr das breite Lederband der Peitsche ins nackte, wehrlose Fleisch beißt.

Willst wohl aufhören, gibst auf, kannst nicht mehr? Er verhöhnt sie. Und tapfer preßt sie ihr Einverständnis immer wieder unter der Maske hervor. Doch, doch, ich schaff es schon... Aber schon wieder schreit sie kreischend unter den immer brutaler werdenden Schlägen. Du bringst mich um!

Er steckt ihr einen Knebel in den Mund. Halt die Schnauze! Das hier ist jetzt meine Sache!

Sie wimmert leise, in ohnmächtiger Verzweiflung und Todesangst.

Was hast du dir gedacht? Sollte ein Sonntagsausflug sein hierher? Endlich spreizt er ihre Schenkel auseinander und spritzt seinen Samen zum zweitenmal in ihre offene, gequälte, blutrote Wunde.

Komm, setz dich ein bißchen, wir machen eine kleine Pause.

Er lockert den Kettenzug und läßt sie so weit herunter, daß sie auf einem Stuhl sitzen kann, legt ihr vorsichtig ein Handtuch um die Schultern, nimmt ihr den Knebel aus dem Mund und streift ihr die Maske ab. Sie nimmt mit zitternden Fingern eine Zigarette. Er sitzt ihr am Tisch gegenüber, und sie rauchen schweigend.

Und schon wieder, durch seine fürsorglichen Gesten beruhigt, versucht sie tapfer den namenlosen Schrecken zu verbergen, will sich's mit ihm nicht verderben, rechnet sich den Verdienst aus, das Höschen muß er auch noch teuer bezahlen, nur Schluß muß jetzt sein, mehr geht nicht.

Aber er ist noch nicht fertig. Er sieht, wie jämmerlich das zierliche Persönchen angekettet vor ihm sitzt. Sie versucht, Sicherheit vorzutäuschen, will ihre Angst nicht zeigen, um den geschundenen Körper nutzbringend zu verkaufen.

Jetzt machen wir das Ganze noch mal von hinten.

Nein, jetzt ist's genug, fleht sie.

Dreihundert hab ich gesagt, für zwei Stunden, da fehlt noch was.

Er steht auf und zieht sie an den Armen mit dem Flaschenzug hoch.

Ich kann nicht mehr, jammert sie trostlos.

Er zieht ihre gegrätschten Beine jetzt auch in die Höhe, so daß sie, schlaff und willenlos ihrem Peiniger ausgeliefert, waagerecht an ihren schmerzenden Gelenken hängt und leise vor sich hinklagt. Ich leg noch mal hundert drauf, sagt er. Aber das heißt dann, jetzt geht's noch mal rund!

Sie willigt ein, wohl wissend, daß ihr keine andere Wahl bleibt. Ihre passive Wehrlosigkeit kann ihn nicht animieren. Also stößt er mit dem Fingernagel gegen ihren durchhängenden Körper. Es ist, als würde sie mit Nadeln gestochen. Sie windet sich und jammert. So will er's haben.

Sie muß ihm zu Willen sein. Er hat mit dem Preis auch den Vertrag und damit ja auch die Bedingungen bestimmt. Jetzt schreit sie wieder, weil er ihren schmerzenden Körper heftig mit seinen Händen traktiert, mit den Fingernägeln schnippst, kneift, fest zupackt oder mit der flachen Hand schlägt. Ohne Maske kann sie jetzt sein verzerrtes Gesicht sehen. Dann zwickt und quetscht er ihre Brustwarzen, bis sie laut quietscht. Er stellt sich mit gegrätschten Beinen über sie, ihre Mitte wie in einer Zange festgeschraubt, kratzt und kneift er ihre Schamlippen, bohrt mit dem Finger tief in ihrer aufgewühlten Scheide, beugt sich über sie, beißt und reißt an ihren Schamhaaren, die dunkle Spalte seines Hinterns preßt sich gegen ihr Gesicht. Lecken, befiehlt er und reibt den bitteren Geschmack in ihren wehrlosen Mund. Wieder ist er erregt und stößt jetzt seinen Schwanz in ihren Mund. Sie würgt und keucht erstickt.

Er wird immer wilder, traktiert sie mit den Händen, hebt dann ihren Körper hoch und beißt zwischen ihre Schenkel in die zarten Hautfalten, als soll der Schmerz bis in ihr tiefstes Innerstes hineingepreßt werden. Dann lokkert er mit dem Flaschenzug die Ketten, so daß sie flach auf dem Boden liegt, und dreht sie mit einem Schwung um.

Sie liegt auf dem Bauch, und er wirft sich wieder über sie, umklammert ihre Pobacken und stößt ohne Vorwarnung hinein in das Loch. Wie von einem Messer aufgerissen, schreit sie verzweifelt. Er hält sie mit festem Griff. Sie kann nicht entkommen. Er stößt immer wieder in sie hinein, bis er mit lautem Stöhnen noch einmal seinen Samen in sie entlädt.

Sie liegt mit dem Gesicht auf dem Boden, von heftigem Schluchzen geschüttelt. Er holt das Handtuch, legt es schützend über ihren geschundenen Körper. Befreit sie vorsichtig aus den Fesseln und hebt sie hoch. Er streift ihr die nassen, blonden Haare aus dem Gesicht und setzt sie an den Tisch. Es sind zärtliche Gesten, mit denen er sie jetzt umsorgt. Er zündet ihr eine Zigarette an, führt ihre kraftlose Hand mit der Zigarette zum Mund. Und sie versteht, jetzt ist er fertig. Es ist vollbracht.

Sie fragt nach der Toilette. Er führt sie hin, läßt sie allein. Sie setzt sich erschöpft, ein Weinkrampf schüttelt sie, tränenlos und ohne Worte, die ihrem Entsetzen angemessen wären. Dann wäscht sie sich ein bißchen und kommt zurück, um sich anzuziehen. Er ist auch schon angezogen, sitzt rauchend am Tisch. Aus ihrer Tasche holt sie Kamm, Puder, Lippenstift und richtet ihr Gesicht. Sie nimmt noch eine Zigarette und setzt sich ebenfalls.

Willst du etwas trinken? Cola, Sekt oder Bier?

Sie will Cola. Er holt aus dem kleinen Kühlschrank eine Dose für sie und für sich ein Bier. Das zerrissene Höschen, das dort auf dem Boden liegt, wirft er in den Abfalleimer.

Sie fragt, wie spät es ist.

Ein Uhr vorbei.

Da fährt die U-Bahn nicht mehr.

Sie muß nach Neukölln, weiß nicht, wo sie jetzt überhaupt sind, kennt sich noch nicht so gut aus in der Stadt, lebt erst seit ein paar Wochen hier, kommt aus dem Hessischen. Den Freund kennt sie schon von früher und wohnt bei ihm, seit sie in Berlin ist.

Er sagt nicht viel, läßt sie reden. Während sie erzählt, wird sie ruhiger und versucht sich wieder in selbstbewußter Haltung, um Erfahrung und Sicherheit vorzutäuschen. Seine Erschöpfung macht sie mutig. Sie will über das Geld reden, weist auf den Schlüpfer, den er eben in die Mülltonne geworfen hat, und meint, daß sie noch 20 DM dafür bekäme.

Er antwortet nicht.

Nach einer kurzen Pause rechnet sie ihm vor, daß sie insgesamt jetzt 420 DM von ihm zu bekommen habe. Das habe er ihr doch zugesagt.

Schweigend holt er langsam seine Jacke. Sie beobachtet ihn, und er genießt die Spannung, die sie wegen ihrer Unerfahrenheit, jetzt erst den Lohn zu verlangen, haben muß. Er nimmt seine Brieftasche heraus und zählt ihr einzeln fünf Scheine hin, einhundert, zwei-, drei-, vier-, fünfhundert.

Das kannst du haben, aber dann mußt du noch etwas für mich tun, sagt er und hat die Hand noch auf dem Geld.

Sie zögert im Nehmen mit einem fragenden Blick.

Ich will die Zigarette auf deinem Körper ausdrücken.

Sie zuckt zurück. Nein, das geht nicht.

Seine eine Hand schiebt das Geld zusammen, mit der anderen Hand dreht er die halb aufgerauchte Zigarette.

Ganz kurz nur, nicht richtig, sagt er. Nur so ein bißchen an den Haaren kokeln.

Meine Haare? Sie faßt sich an den Kopf.

Nein, nicht die, da unten, zieh mal den Rock hoch.

Er steht auf, schiebt ihren Rock hoch und läßt die Glut an den Haarspitzen vorbeistreichen, die sich versengt kräuseln.

Sie beobachtet ihn angespannt. Das Geld liegt auf dem Tisch.

O. K., das schaff ich schon noch. Sie nimmt das Geld, steckt es in ihre Handtasche. Soll ich aufstehen?

Leg dich da über den Tisch.

Mit der fast heruntergebrannten Zigarette tippt er mehrmals kurz in ihr Schamhaar. Sie zuckt im Hitzeschmerz auf der Haut, riecht den Geruch versengter Haare, schreit, aua, aua, wenn die Glut sie berührt. Es ist, anders als vorhin, mehr wie ein Spiel zwischen ihnen. Sie macht mit, was er vorgibt. Auf einmal reißt er ihr T-Shirt hoch und drückt die Zigarette unter ihrer rechten Brust ins Fleisch. Sie schreit wild auf. Da ist es vorbei. Er lacht, drückt die Zigarette endgültig in den Aschenbecher. Sie reibt sich die stechend schmerzende Brandstelle mit den Händen, jammernd.

Aua, aua, das war aber nicht abgemacht.

Er läßt keine Diskussion zu. Komm, ich bring dich jetzt zurück. Sie läßt sich die Maske wieder überziehen. Er führt sie zum Auto.

Es ist spät. Die Straßen sind leer. Ihr Freund wird wohl schon zu Hause sein. Er fährt die Schloßstraße und die Hauptstraße hinauf, bis zur Potsdamer, dann nimmt er ihr die Maske vom Gesicht.

Ich gebe dir noch Geld fürs Taxi. Von hier kennst du wohl den Weg.

Die fünf Scheine in ihrer Tasche und das Überstandene machen sie stolz. Sie bietet ihm ihre Telefonnummer an, falls er sie noch mal haben will; alles, nur nicht das mit der Zigarette, das war zuviel, aber sonst, alles klar.

Er gibt ihr noch 30 DM für ein Taxi, und sie steigt aus.

Erbarmungsloses Ungeheuer, Monster, Worte fassungsloser Betroffenheit sind im Raum, umkreisen ihn, stürzen sich auf ihn. Aber um ihn herum ist Stille – und was für eine Stille. Unberührbare Festigkeit, ungebrochene Einheit von Gedanke und Tat. Kurt Matussek verhandelt nicht über Moral und über die Idee, alle Fremdheiten zu überwinden. Er hat über die Sache geredet und hat seine Meinung vorgetragen. Er hat alle Details beschrieben. Jetzt ist er Herr über Zeit und Raum, über Tugenden und über das Verstehen, das dem Menschen ein Wissen davon zutraut, was Wissen überhaupt ermöglicht. Den Aufruhr im Saal muß er weder kontrollieren noch deuten.

Hat er aus Liebe geschlagen? Oder aber hat er gewußt, welchem Tabu er sich nähert? Und wenn er gewußt hätte, warum er zuschlug, hätte er nicht zugeschlagen?

Unterbrechung, Helen Schmidt ordnet an, mit derselben unberührbaren Sachlichkeit verfügt sie eine Trennung, die sich zwischen Instinkt, Vernunft und Handlung schiebt. Das Wort, im Anfang war das Wort.

Helen steht am Fenster. Eiszapfen tropfen und glitzern in bizarren Formen eines immer wieder zwischen Frost und Tau sich bewegenden und gestaltenden Spiels. Weit hinten im Raum hört sie die Stimme ihrer Mutter.

Warum mußt du immer die alten, kaum vernarbten Wunden wieder aufreißen? Du erinnerst mich an das Märchen von der Schneekönigin, die dem kleinen Kai einen Eisklumpen ins Herz gezaubert hat, und er muß seither alles, was er sieht und erlebt, ins Negative verzerren.

Damals, auch so ein sonnenklarer Wintertag. Helen stand am Fenster und kämpfte mit den Tränen. Sie versteht mich nicht. Vom ersten unbewußten Widerstand an war ich ihr fremd. Ich war zu wild, ein Kuckucksei in ihrem Nest. Die Harmonie, die sie ersehnt, hab ich durch mein Wesen gestört.

Helen seufzt, was hat diese Erinnerung jetzt und hier zu bedeuten? Will das eigene ohnmächtige Nichtbegreifen auf Bilder unentrinnbarer Katastrophen verweisen? Muß Kurt Matussek mit Gewalt seinem Schicksal entsprechen? Haben wir es hier mit Verzweiflung zu tun, die sich als Ungeheuer tarnt, um nicht entdeckt zu werden? Handelt er strategisch, um Ernst zu machen mit seiner eigenen hoffnungslosen Sehnsucht und bösartigen Wehrlosigkeit? Da steht Viola neben ihr, die Zigaretten in der Hand. Willst du? Oder störe ich?

Sie beide sind die einzigen, die rauchen und sich gegen den Unmut der Nichtraucher gern verbünden. Dankbar und mit Erleichterung läßt Helen sich von der Freundin aus dem unwegsamen Denkgestrüpp erlösen.

Wir machen gleich mit der Zeugeneinvernahme weiter. Ich lasse zuerst die Vernehmungen und die Anzeigenerstattung der Klägerin kommen und dann erst sie selbst und dann die beiden Sachverständigen. Wir müssen darauf achten, daß im Saal die Stimmung nicht zu aggressiv wird.

Kurz und knapp halten sie immer diese Verfahrensabsprachen, möglichst nichts zum Verlauf, keine Deutungen. Obwohl ja zwischen ihnen, in jahrelang erprobter Freundschaft und Nähe, andere Zeichen existieren, die ohne Worte ausgetauscht werden. Viola schreitet den Raum ab, der von Helen entworfen wird und begrenzt die Leere, die nach Helens Fragen offenbleibt. Helen ist da und Viola markiert das Gebiet, rundherum.

Die Zeugen werden vernommen. Zuerst Kriminaloberkommissar John, der Anja in einer Rauschgiftrazzia am Tag nach der Tat durchsucht und die dunklen Striemen entdeckt hatte. Ihre ausweichenden Antworten ließen eine genauere polizeiliche Überprüfung notwendig erscheinen. Die Ergebnisse der Vernehmung und der körperlichen Untersuchung brachten den Sachverhalt zum Vorschein. Gleichzeitig stellte Anja Trapp gegen den Angeklagten Strafantrag.

Der Name und die Anschrift des Angeklagten wurden daraufhin am folgenden Tag von der Polizei im Rahmen einer Kraftfahrzeughalternachfrage aufgrund des vom Zeugen Torsten Sundermann notierten Kraftfahrzeugkennzeichens ermittelt. Am selben Tag wurden, in einem Privatraum im Sportstudio, unter anderem die Stellage mit dem Flaschenzug und die Peitsche, die Kurt Matussek benutzt hatte, sichergestellt.

Die für die körperliche Untersuchung damals zuständige Beamtin, Zeugin Ridder, sagt aus, daß das Wort Sexuelle Nötigung bei den Vernehmungen nie gebraucht worden sei. Sie habe von Beginn an die Worte des Mädchens benutzt, die nur von einer Art Vergewaltigung gesprochen hatte. Sie wollte damit das Zutrauen der verängstigten Anja Trapp erlangen, was auch gut gelang und somit zu den ausführlichen Schilderungen des Sachverhalts führte und anschließend dann auch zum Strafantrag.

Bei der Vernehmung habe Anja Trapp bekundet, daß sie in schlechten wirtschaftlichen Verhältnissen lebe und daher der Prostitution nachgehe. Sie habe das aber vor dem bewußten Tag lediglich vier- bis fünfmal getan. Sie hätte es, damals mit 18 Jahren und als hübsches junges Mädchen, schon auf Grund ihrer Jugend und ihres ansprechenden Aussehens nicht nötig gehabt, eine so perverse sexuelle Zusammenkunft mit einem männlichen Partner zu suchen – auch nicht gegen gute Bezahlung. Sie hätte, bei etwas häufigerer Ausübung, leicht durch normale Prostitution dasselbe Geld verdienen können.

Der medizinische Sachverständige Dr. Brisitzky führt im einzelnen aus, welche Verletzungen er auf dem Körper der Anja Trapp festgestellt habe. So: an der linken und rechten Brust zahllose kleine, ineinander überfließende dunkelviolette Blutaustritte und unterhalb der rechten Brust eine rundliche Wunde mit einem Durchmesser von 10 mm. Über der Lendenwirbelsäule, knapp rechts neben der Mittellinie, zahlreiche in Längsrichtung ziehende oberflächliche Schürfungen. An den beiden Gesäßhälften ausgedehnte, dunkelviolette, teils flächige, teils auch streifenförmige Blutunterlaufungen. Am linken und am rechten Oberschenkel vorn graue Blutunterlaufungen. In der rechten inneren Oberschenkelfalte, nahe der Schambehaarung, eine kleine Rötung sowie an den Schamhaaren selbst kleine Schmelzperlen und am unteren Rand der Afterfalte eine rundliche Rötung mit einem Durchmesser von 7 mm.

Die von ihm am 3. August 1985 an der Zeugin Anja Trapp vorgenommenen körperlichen Untersuchungen hätten einen Befund ergeben, der durchaus alle von ihr beschriebenen Mißhandlungen, sowohl in ihrem Umfang als auch in ihrer Schwere, widerspruchsfrei und schlüssig erklärte.

Insofern ergaben sich keine Anhaltspunkte dafür, daß die Bekundungen der Anja Trapp über die Ursache der von ihr erlittenen Mißhandlungen, sowohl in der Intensität als auch in der Form ihrer Ausführungen, nicht der Wahrheit entsprochen hätten.

Anschließend wird noch der in bezug auf sein besonderes Fachwissen in Sexualdelinquenz hinzugezogene Prof. Catz als medizinisch-psychiatrischer Sachverständiger sowohl zur Glaubwürdigkeit von Anja Trapp als auch zu der Unrechtseinsicht und zur Handlungsweise des Angeklagten gehört. Er führt aus, daß aus seinen Beobachtungen und Untersuchungen im vorliegenden Fall keine Anhaltspunkte auf Schuldunfähigkeit oder verminderte Schuldfähigkeit im Hinblick auf den geistig-seelischen Zustand des Angeklagten verweisen. Bei sadistisch veranlagten Personen führe die sexuelle Perversion selbst nicht zu Schuldfähigkeitseinschränkungen, da Sadisten in der Regel durch ihr normabweichendes Verhalten psychisch nur wenig belastet würden. Hinweise auf etwaige andere schuldausschließende oder schuldmindernde Erkrankungen des Angeklagten habe er nicht gefunden.

Zwischen dem Angeklagten und der Klägerin Trapp habe ein Rollenmißverständnis vorgelegen. Einem sadistisch veranlagten Täter komme es nach seiner, des Gutachters, Erfahrung maßgeblich darauf an, bei seinen Handlungen eine gewisse Heimlichkeit herzustellen und damit sein Opfer im unklaren darüber zu lassen, was mit ihm im einzelnen geschehen werde. Gerade das Wagnis von dabei auftretenden Risiken und Überraschungen führe zu der gewünschten besonderen sexuellen Reizung. Dazu gehöre letztlich auch die Erzielung einer totalen Herrschaft über das Opfer.

Im übrigen würden die von dem Angeklagten praktizierten sexuellen Handlungen – auch als Flagellantismus bezeichnet – zwar zu den seltenen, aber dennoch heute vielfach ausgeübten Sexualpraktiken gerechnet. Das ergebe sich bereits aus der in diesem Staat jedem Erwachsenen zugänglichen pornographischen Literatur und aus einer Vielzahl von im Handel befindlichen entsprechenden Kassetten und Videos sowie auch aus vielen, allein in Berlin dreizehn, offiziell bekannten und auf Sadomasochismus spezialisierten Salons. Die in diesen Salons gegebene Einwilligung der Opfer in das sadistische Tun führe allerdings zu einer Verminderung der sexuellen Reizung, da ja der Lustgewinn durch Erzielung einer totalen Herrschaft des Flagellanten über das Opfer immer eines gewissen Risikos bedürfe.

Also, das läuft ja bestens für uns. Zuerst die Aussagen von dieser Ridder. Wurde ja mehr als offensichtlich, daß sie Anja zur Anzeige geradezu genötigt haben muß! Und die grotesken Aufrechnungen, wieviel Anja bei einer »normalen« Prostitution hätte verdienen können, weshalb sie es nicht nötig gehabt hätte, so etwas Perverses mit einem männlichen Partner mitzumachen. Das war ja Feminismus in Reinkultur.

Überhaupt, das grenzt ja schon an Pogromstimmung hier, wenn die Frauenbewegten sich aufplustern. Aber jetzt im zweiten Teil der Verhandlung werden wir ihnen das ganz elegant zurückservieren. Ich werde Anja entsprechend in die Zange nehmen, darauf können Sie sich verlassen. Ich muß Sie allerdings bitten, mich jetzt zu entschuldigen, dringende Telefonate, Sie verstehen.

Dr. Wagner verabschiedet sich in Eile, hat Kurt zum Auto hinunterbegleitet, läßt ihn für die Zeit der Mittagspause allein.

Und nun diese Hoffnung! Schwankend, zögernd, nicht aus Schwäche, sondern weil jeder Gedanke auf Überraschungen gefaßt sein muß. Wir werden verhandeln. Wir werden uns versöhnlich zeigen. Sie war schlecht beraten mit dieser Anzeige, völlig verfehlt. Und der ganze Saal voll mit den Unterdrückten, Leidenden, Beleidigten, das spricht Bände, sagt mehr als alle Literatur ihrer Bekenntnisse. Man darf schreiben, träumen, schimpfen, soviel man will, aber wehe, man krümmt einer von ihnen ein Haar. Sofort werden sie alle zu Racheengeln. Dieses Ungeheuer hat die Hand erhoben! Und sie würden für die Todesstrafe stimmen. Zum Schlimmsten bereit, mich niederzumachen, mich zu massakrieren.

Kurt Matussek sitzt im Auto, fährt ziellos umher.

Ob die Richterinnen das Wort Flagellantismus schon mal gehört haben? Ob sie verstanden haben, was das heißt? Aber wenigstens einen fairen Prozeß werden sie machen, dafür stehen sie ein, so sehen sie aus. Klassisch ruhig und akademisch neutral.

Erbarmen!

Ein Klagelaut quält sich aus ihm heraus und überwältigt alles Denken, zwingt ihn in trostlosen Schrecken. Nein! Nein! Nein! Nicht nachgeben. Nicht jammern und klagen. Das Sein muß sich gegen das Nichtsein und das Gesagte gegen das Nichtgesagte durchsetzen.

Wasserblaue Augen, er hat Augen wie du, aber seine sind irgendwie zu blau, abgesperrt, blau und kein Ende. Hast du gesehen, Helen, das war Feindseligkeit! Er sucht den Haß, der sich gegen ihn richtet. Er veranstaltet und er genießt die Hölle, die dem Entsetzen folgt.

Helen stochert in einem üppig dekorierten Salatteller und läßt Violas Redelust die Zeit ausfüllen. Wortbilder malen Momentaufnahmen des Geschehens. Viola formuliert mit scheinbarer Harmlosigkeit treffsichere szenische Beschreibungen.

Feindselige, selbstveranstaltete Hölle, vielleicht will er eine Art Selbstabtötung inszenieren? Eine Tragödie, die frühere tragische Ereignisse wiederholt?

Aber in der Tragödie haben immer mindestens zwei recht, Viola, und wenn er wirklich eine Tragödie spielt und er dann ebenso recht hat wie die Anklägerin? Wie sollten wir Recht sprechen? Wenn über das Schlimmste, über Blut und Schrecken geredet werden kann, ist es dann schon zu billigen und insofern Recht?

Viola verstummt kurz, um dann nachdenklich lächelnd, in Erinnerungen suchend, anzusetzen: Du hast einmal zu mir gesagt, ich würde Hysterie quasi verkündigen mit meiner Redelust. Wortorgasmen hast du's genannt, eine andere Art Rauschzustand, verführerisch und einpeitschend mit anderen Mitteln. Ich verstehe meine Rhetorik aber als Argumentationshilfe, alle Fakten vorzubringen, auch die wenig erfreulichen, und in die Synthese dann unmerklich die eigene Überzeugungskraft beizumengen. So kann die Rede dazu beitragen, zu besseren Entscheidungen zu kommen. Sie hält an zur Hysterie und ruft zur Vernunft. Mit den Körpern reden und mit den Worten sich bewegen.

Und Recht wäre dann nichts anderes als eine unendliche Auslegung all dieser höchst subjektiven Faktoren? Helen winkt ab. Wenn Erlösung im Rauschzustand gesucht wird? Was bewirkt die Rede zur Vernunft im Zustand der Ekstase? Aber bitte, zur Philosophie wünsche ich mir eine andere Stimmung. Das schmeckt mir heute alles nicht. Und außerdem fürchte ich, daß wir das Schlimmste noch vor uns haben, Viola. Die Schilderungen des Schreckens, wenn das Opfer über die eigene Verzweiflung redet.

Im Anfang war das Wort, und hier steht Anja Trapp, nach Worten suchend. Sie wirkt mädchenhaft unschuldig mit einem Puppengesicht zeitloser Kindheit. Im pinkfarbenen Angorapullover sieht sie zart und zerbrechlich aus, wie eine Barbie-Puppe, blondgelockt, eine Augenweide, eine perfekte Hülle, sprachlos nach Worten suchend.

Die Vorsitzende Richterin Helen Schmidt befragt sie, zitiert aus den Akten der Vernehmungen und in lebhafter Erinnerung der Schilderungen Kurt Matusseks, formuliert bereits aufbereitete Fragen, bietet Begriffe an, reicht Wörter hinüber. Und begegnet immer wieder dem Echo der eigenen Rede.

Anja ist aufgewachsen in einem nordhessischen Dorf. Die Eltern betreiben eine kleine Landwirtschaft. Der Vater arbeitet als Hilfsarbeiter. Der ältere Bruder durfte in der ortsansässigen Schreinerei eine Lehre machen. Anja arbeitete nach dem Hauptschulabschluß im Nachbardorf in der

Elastic, der einzigen Fabrik der Gegend. Dort wird elastisches Kunststoffgewebe hergestellt. Mit 15 Jahren wurde sie, nach einer Kirmesfeier, von einem Nachbarn nach Hause gefahren und unterwegs im Auto vergewaltigt. Sie hat das aber nicht angezeigt.

Warum? Achselzucken, Kopfschütteln; selbstverschuldetes Unglück muß stumm ertragen werden. In der Wahrheit des Verschweigens bleibt Hoffnung wenigstens noch möglich.

Als Anja 17 war, lernte sie Torsten Sundermann kennen, einen jungen Berliner. Er kam dann, im selben Jahr noch zweimal nach Ottrau und versprach ihr, daß sie bei ihm wohnen und in Berlin arbeiten könnte, wenn sie dorthin käme. Die Eltern wollten sie nicht gehen lassen. Am Tag ihres 18. Geburtstages fuhr sie nach Berlin. Sie hatte kein Geld und fand anfangs keine Arbeit. Torsten hatte auch keine Arbeit. Als sie beide tagelang nichts Warmes mehr gegessen hatten, ging Anja, um Geld ranzuschaffen, zum Nollendorfplatz auf den Strich. Nur ein paarmal, sagt sie. Weil sie beide Hunger hatten.

Dort begegnete sie Kurt Matussek. Er versprach ihr für eine gespielte Vergewaltigung 300 DM. Dann war es aber viel schlimmer. Sie konnte nicht mehr weg und hatte Angst, nur noch Angst, daß ihr etwas noch viel Schlimmeres passieren würde.

Zu den Einzelheiten des Geschehens findet sie keine Worte. Sie wird zu jedem einzelnen Tathergang befragt. Ihre Antworten sind selten mehr als ein gestammeltes Ja oder Nein. Tränen in ihren Augen. Schön und stumm, als wäre sie willenlos und darum jedem zu Willen, verfügt sie nicht über konkrete Sachlichkeit und Genauigkeit, um Angaben zu den wesentlichen Punkten des Tathergangs und zu den objektiven Gegebenheiten machen zu können. Daß sie Angst gehabt habe und auch weiterhin habe, vor etwaigen Repressalien des Angeklagten, sagt sie immer wieder, und daß sie nicht einverstanden gewesen sei mit den sadistischen und perversen sexuellen Handlungen des Angeklagten. Die Peinlichkeit der Äußerungen führt zu Umschreibungen. Der Verzweiflung des Opfers folgt noch die Entblößung sprachloser Ohnmacht.

Denn die Gestik und die Rituale der Gewalt sind ihr von Kind an und von Haus aus vertraut. Sie weiß, jedes Wort versteckt in sich zweite und dritte Bedeutungen. Nichts liegt offen zutage. Die Grammatik des Verschweigens war zu lernen in einer Welt ohne klare Konturen, niemals in Sicherheit einer Übereinstimmung zwischen Wort und Tat. Anja Trapp hat früh gelernt, Schicksal als Gewalt, die über sie verfügt, zu erfahren und keinen eigenen Willen dagegensetzen zu dürfen. Sie arrangierte sich mit dem Leben und trägt ihre Haut zu Markte. Um so mehr, als diese Haut und ihr Körper, das Gesicht, alles an ihr rundum gut gelungen ist. Püppi, Süße, wurde sie immer gerufen und lernte bald, Bewunderung zu nutzen. Sie gewöhnte sich an ein Tauschgeschäft mit dem Leben, Zumutungen zu ertragen und doch höchstmöglichen Nutzwert zu erzielen. Der Handel mit Kurt Matussek war genau so abgefaßt. Und im nachhinein können sogar noch Nutzeffekte aus diesem Leiden abgeleitet werden.

Im Gerichtssaal verbünden sich die zahllosen Kränkungen der zuhörenden Frauen in Mitleid mit Anjas Unschuld, in wortlosem Verstehen. Jasagen gelernt habend, ohne wahr und falsch zu unterscheiden. Die Zumutungen des Lebens, immer durch Gewalt von Männern vermittelt, beweisen hier wieder eine Wechselwirkung, die Erlösung nur dort verspricht, wo ein Opfer gefunden wird.

Und alle Fragen, die sich nun an Anja richten, spiegeln Interpretationen wider, verweisen auf den zeitlosen und ewigen Gewaltkreislauf zwischen Mann und Frau.

Die Richterin Viola Narciss-Weiss fragt nach dem

Grund für die verspätete Anzeige der Tat. Anjas Hinweis auf ihre Angst, daß Kurt Matussek sich womöglich später an ihr rächen würde, führt zu der Suggestivfrage, ob die Peinlichkeit der Äußerungen nicht der eigentliche Grund für ihr Schweigen gewesen sei.

Brutalität und Heimtücke des Angeklagten analysiert dann die Staatsanwältin aus der offenkundigen Unerfahrenheit und Naivität dieser, wie sie sagt: Novizin auf dem Strich. Genau das konnte auch dem Angeklagten nicht verborgen geblieben sein. Er habe diese Tatsache sogar ganz im Gegenteil ausgenutzt.

Ihre Fragen an die Zeugin der Anklage lassen erkennen, daß Unkenntnis über derart massiv perversen Sadismus durchaus glaubhaft sei und daß besonders das heimlich aufgenommene Gespräch im Auto des Angeklagten beweise, mit welcher Ahnungslosigkeit die junge Frau in diese Falle hineingeraten sei.

Außerdem sei rückwirkend wiederum ein Beweis für die Scheu und Naivität der Zeugin, daß sie nicht sofort Anzeige erstattet habe. Ein derart mißhandelter Mensch wolle ja seine Erniedrigung nicht noch einer Öffentlichkeit preisgeben. Die endlich mit der vernehmenden Beamtin im Gespräch entstandene vertrauensvolle Beziehung habe sie gestärkt und Angst vor Rache des Angeklagten ebenso aufgelöst wie auch die Peinlichkeit einer öffentlichen Preisgabe weniger bedrohlich erscheinen lassen.

Die Fragen werden so formuliert, daß sie entsprechende Antworten bereits in sich tragen. Anja kann in ihrer wortkargen Rede mit Ja oder Nein oder nachformulierter Aussage antworten und besiegelt anscheinend damit die Wahrheit, die stets bereits vorausgesetzt war.

Keine Provokation, wir lassen uns nicht provozieren. Es ist eine Provinzposse, aber wir werden trotzdem nicht auftrumpfen. Dr. Wagner flüstert dem vor ihm sitzenden

Kurt Matussek ins Ohr. Jetzt kein falsches Wort, um die Pogromstimmung hier nicht noch weiter anzuheizen. Das angeekelte Gesicht der Staatsanwältin spricht ja Bände. Und der Verteidiger redet von der Gefahr einer Erpressung. Die angstbedingte zögernde Redeweise der Anklägerin befördere hier noch schlimmere Vermutungen. Und von der Tatsache ausgehend, daß Anja Trapp dem Angeklagten ihre Telefonnummer gegeben hatte, als er sie zurück zur Potsdamer Straße brachte, habe er die Idee, so schlimm könne sie das damals doch gar nicht erlebt haben?

Die Telefonnummer habe sie Kurt Matussek nur aus Angst gegeben. Sie hatte keinesfalls vor, ihn wiederzusehen.

Aber aus Angst würde man doch niemandem die richtige Telefonnummer geben?

Kopfschütteln, Schulterzucken.

Aber die Stimmung wird sofort milder im Saal. Dr. Wagner hat einen wichtigen Punkt getroffen. Er versucht noch mehr. Diese vertrauensvolle Beziehung, die im Gespräch mit der Polizeibeamtin Ridder entstanden sein soll, war da nicht auch die Rede gewesen von nicht-angemeldeter Prostitution? Und wenn diesbezüglich keinerlei Folgen aus der Razzia und den bekannten Abläufen entstanden waren, hatte das in irgendeiner Weise mit der erfolgten Anzeige gegen Kurt Matussek zu tun?

Einspruch, Euer Ehren! Die Staatsanwältin wollte so eine Unterstellung nicht zulassen.

Wieso wird diesem Einspruch stattgegeben? Hat denn die Vorsitzende Richterin vergessen, daß diese Zeugin der Anklage noch vor wenigen Minuten eine »Novizin auf dem Strich« genannt worden war?

Der Verteidiger versucht es noch einmal und fragt, ob eventuell erst durch Gespräche mit anderen Personen die Möglichkeit einer Strafanzeige und Rachegedanken in ihr entstanden wären?

Sie habe einfach zuviel Angst gehabt, ganz allein. Daß ihr noch Schlimmeres passieren würde, wenn sie das zur Anzeige bringe. Und mit Rache meinerseits hat das doch gar nichts zu tun, sagt Anja, mit Tränen in den Augen.

Jetzt bemerkt Kurt Matussek auf einmal, daß hier etwas außer Kontrolle gerät. Und mit einem erregenden, fast lüsternen Schauder aus Erschrecken und Angst, der ihm durch Mark und Bein zieht, als hätte er einen leichten elektrischen Schlag bekommen, wird ihm plötzlich klar: Ich werde jetzt verurteilt. Von diesen angewiderten und mich verabscheuenden Frauen erhalte ich mein Urteil. In ihren Augen bin ich ein brutaler, gewalttätiger Sadist, und sie werden mir jetzt eine gerechte Strafe zumessen, hohnlachender Triumph!

Benebelt und wie gelähmt hört er, daß sein Verteidiger nun keine Fragen mehr habe. Irgend etwas ist passiert. Im Saal scheint etwas zu summen, bedrohlich, aufgeregt, aber doch auch faszinierend, kraftvoll und irgendwie an verbotene Verlockungen erinnernd. Er kann nicht mehr klar und vernünftig denken. Haltsuchend wendet er sich an Dr. Wagner, der aber auch völlig irritiert wirkt. Er weicht Kurt Matusseks Blick aus.

Alles falsch, alles von Anfang an falsch, denkt Kurt. Aber wie sollen wir erklären, was offenbar ein Irrtum ist? Wir hängen fest zwischen Wenn und Aber und werden da nicht mehr herauskommen können. Seine Augen begegnen denen der Vorsitzenden. Eisblau, Farbe der Ferne, unerreichbar, Distanz schaffend ist ihr Blick. Sie will mir nicht mehr wohlgesonnen sein, bitte sehr, dann war am Ende alles falsch, von Anfang an.

Das Plädoyer der Anklage wird eine flammende Rede. Die Staatsanwältin ist mit sich im reinen. Als Anklägerin steht sie automatisch auf der Seite des Rechts. Ihre Behörde erreicht eine Verurteilungsrate, von der andere nur träumen. Das ist mehr als ein persönlicher Erfolg. Es ist vielmehr Bestätigung für einen unanfechtbaren Berufs- und Lebensweg. Und trotzdem entwickelt sich in manchen Fällen ein stärkeres Engagement. Persönliche Interessen, Opportunitätsgründe und Sachzwänge sind aus der Entscheidungsfindung nicht völlig auszuklammern.

In ihrem Plädoyer fordert sie das Gericht zu strengster Strafe für diese brutalen, sadistischen Taten auf. Der Angeklagte habe die wahre Bedeutung des von ihm so benutzten Begriffs einer Gespielten Vergewaltigung enthüllt. Es handelte sich nicht um einen Affektsturm, sondern vielmehr um heimtückisch geplante, strategisch durchgeführte sexuelle Nötigung, die in Tateinheit mit gefährlicher Körperverletzung und Freiheitsberaubung zu verurteilen sei.

Sie ruft die Laienrichter außerdem dazu auf – und schlägt dabei mit der flachen Hand auf den Tisch –, bei der Bemessung der Strafe ein deutliches Zeichen zu setzen, damit das Tor zu perverser Grausamkeit fest verschlossen bleibe und Frauen und Kinder darauf vertrauen könnten, nicht mißbraucht und erniedrigt zu werden. Und dann fordert sie eine Freiheitsstrafe von sechs Jahren.

Sechs Jahre? Sechs Jahre? Ist sie wahnsinnig geworden? In Kurt Matusseks Kopf schlägt das Wort »sechs Jahre« wie ein rasender Glockenschwengel hin und her, dumpf brausend, alles übertönend. Nein! Ich will hier raus! Ich will nicht hier bleiben! O mein Gott!

Die Türen, die er noch vor wenigen Stunden frei passieren durfte, sind ihm nun plötzlich verschlossen. Der Verteidiger legt die Hand auf Kurt Matusseks Arm, um ihn zu beruhigen.

Das kann doch nicht wahr sein. Was soll das bedeuten? Was werden die da drinnen jetzt aushandeln? In jedem Fall aber heißt das doch jetzt Gefängnis, oder? wendet er sich an Dr. Wagner.

Das muß nicht sein. Das hätte auch die Gegenseite nicht

beabsichtigt. Was immer jetzt passiert, wir gehen dann sofort in Revision. Mit beruhigenden Worten versucht Dr. Wagner seine eigene Fassungslosigkeit zu überspielen und seinen Mandanten irgendwie stillzuhalten.

Kurt Matussek hört nicht mehr, was Dr. Wagner sagt. Er hört nur noch das dröhnende Wort »sechs Jahre«, das in seinem Schädel wütet. Alles rundherum geschieht wie im Nebel. Menschen kommen auf ihn zu. Worte werden gesagt. Eine Zigarette wird ihm angeboten. Eine Hand hält seinen Arm fest. Schutz oder Festnahme? Traum oder Wirklichkeit? Grinsende Grimassen tanzen im Saal. Alle Lichter wirken verzerrt. Jede Bewegung, jedes Geräusch wird von innen mit dumpfem Dröhnen verzweifelter Angst übertönt.

Die Urteilsfindung des Gerichts vollzieht sich mühsam. Der für alle überwältigende Einsatz der Staatsanwältin scheint auf die Richterinnen merkwürdig niederdrückend zu wirken. Die Verhandlungen über das Strafmaß werden mit zögernden Worten geführt, sie reden wie mit fremden Stimmen, als wären sie von einem einzigen, auf sie alle hypnotisch wirkenden Willen beeinflußt. Auf rätselhaft unklare Weise wissen sie, daß sie viel mehr verhandeln als das Strafmaß für Kurt Matussek. Aber sie versuchen in merkwürdig vereinter Vogel-Strauß-Manier, den Kopf in den Sand zu stecken, um dieses Wissen zu vermeiden. Helen Schmidt und Viola Narciss-Weiss rauchen. Der Rauch verdichtet sich rasch, wie der Qualm eines Opferfeuers, um das Ritual zu vollziehen.

Alles falsch, alles von Anfang an falsch, denkt Helen. Aber wie sollen wir erklären, was offenbar ein Irrtum ist? Wir hängen fest zwischen Wenn und Aber. Und wenn wir den dritten Weg nicht finden, werden wir nicht mehr weiterkommen. Und dann war am Ende alles falsch, von Anfang an.

Was war das für ein Wort? Woher kannte sie das? Wer hat das gesagt, daß es darum gehen müsse, den dritten Weg zu finden, sonst sei alles falsch gewesen und umsonst, von Anfang an? Helen fühlt sich verwirrt und seltsam an irgend etwas erinnert, längst vergessen, rätselhaft fern und zugleich so ähnlich, ja genauso wie diese mühsam zähen Reden hier. Aber sie muß jetzt eine Entscheidung treffen, muß einen Vorschlag machen, muß diese unklar drängenden und drohenden Gedankenstörungen abwehren.

Fünf Jahre, hört sie sich selbst sagen und spürt etwas schmerzhaft Erschreckendes, ein Stechen im Herzen. Oder ist es eher der Magen? Der Schmerz weitet sich in ihr aus. Sie fühlt sich zum Zerreißen gespannt, bis in die Fingerspitzen nervös, überreizt. Jetzt werde ich auch noch hysterisch, denkt sie. Wie war das vorhin? Mit dem Körper reden, hat Viola gesagt. Und tief drinnen in ihr mischt sich ein kaum bezähmbares Lachen in den Schmerz.

Fünf Jahre stehen zur Disposition. Und das Gericht gibt sich nicht die Attribute von Macht und Gewalt, die für alle Zeit festlegen wollen. Vielmehr richtet es sich scheinbar provisorisch ein, als wäre diese Entscheidung eine vorläufige Maßnahme, verhandelt in aller Harmlosigkeit, unter Anrufung von Ordnung und Vernunft. Die Blicke der Frauen weichen einander aus, während sie das Urteil fällen, kraft Gesetz und Wissen.

Verdammt, das sieht nicht gut aus, das werden doch mehr als zwei Jahre! Die Hexe, die Staatsanwältin hat ihnen ihren Haß eingeimpft. Drei Jahre? Nein, das darf nicht sein. Bitte nicht. Gütiger Gott, nicht so viel, denkt Kurt Matussek. Das Gericht kommt herein.

Er hört »fünf Jahre«, hört fünf und möchte am liebsten losschreien. Und der Anwalt sagt: Ruhe jetzt, ruhig.

Aber das kann doch nicht sein! Helfen Sie. Machen Sie was. Machen Sie doch was!

Ich kann jetzt nicht helfen, kann nichts machen. Keiner kann jetzt etwas tun, flüstert der Anwalt.

Alle sitzen nur da, betroffen, hören der Verlesung des Urteils zu.

So eine Scheiße! Das ist doch Scheiße. Das stimmt doch alles gar nicht! Kurt Matussek möchte schreien, im Kopf ist ein einziger Schrei. Er spürt nichts mehr. Was soll er tun? Was passiert denn jetzt? Er weiß nicht mehr, wo er anfangen soll zu denken.

Er kann ja nicht mehr nach Hause. Was denken die dann? Was werden die machen?

Das Sportstudio, Ferdinand, die Mutter! Niemand weiß, wo er ist. Oder werden sie's aus der Zeitung erfahren?

Und dann ist es auf einmal vorbei. Alle sind weg. Er ist auf einmal allein in dem Saal mit einem Kalfaktor in Uniform. Der telefoniert, daß er jetzt mit Matussek kommen werde.

Weglaufen, denkt er, jetzt weglaufen! Aber er weiß, dann wird alles nur noch viel schlimmer. Und dann die Vorstellung, jetzt würde er abgeholt und müsse draußen an allen vorbeigehen. Alle würden ihn anstarren, jetzt als Gefangenen, hilflos ihren Blicken ausgeliefert.

Aber da ist eine kleine Tür. Und der Beamte führt ihn eine Treppe hinunter, Tür auf, Tür zu, und noch eine Treppe, ein Kellergang, wie Katakomben. Was passiert denn hier? Und er denkt immer wieder an die Wörter: »Fünf Jahre«. Er sieht fünf Jahre vor sich, in diesem Keller, umgeben von uniformierten Wächtern.

Aber jetzt kommt ja die Revision. Und er klammert sich an den Gedanken der Revision. Jetzt erfolgt erst mal umgehend die Revision.

Und er geht mit dem Kalfaktor durch endlose Gänge, Türen auf und Türen zu. Und er fragt: Wohin? Aber der Kalfaktor antwortet nur: Weiter.

Im Labyrinth

Helen steht hoch oben auf einem Turm, bröckelnde Zinnen und altes Gemäuer rundherum, von Heckenrosen umwuchert. Sie steht aufrecht, als ob sie eingespannt wäre in eine Art Schraubstock, der sie hält und dessen Mechanik sie sich unentrinnbar ausgeliefert fühlt.

Ihr Kopf, oder eher die Schädeldecke, wird von einer eisernen Klammer umspannt, die den Rücken und damit den ganzen Körper in aufrechte Haltung zwingt. Helen wird nach oben gezogen, als würde sie an einem endlosen Faden hängen, der in den Wolken über ihr am Himmel befestigt sein muß. Und mit den Füßen steht sie, wie angeschmiedet, fest auf dem Boden, verankert durch Wurzeln, die tief hinunter in die Erde reichen.

Dazwischen, das bin ich, weiß Helen. Sie spürt in ihrem Körper die Spannung der Kräfte von Himmel und Erde und dazwischen sich selbst, zum Zerreißen gespannt, bis zum Äußersten lustvoll gedehnt.

Und auf einmal entdeckt sie, daß die Rosenhecken rundherum wachsen, sich auf sie zubewegen, sich über die alte Steinbrüstung schlängeln. Knospen öffnen sich zu bezaubernden Blüten und verwelken wieder. Sie bilden schon ein dunkelrotes Blütenmeer und nähern sich. Die Dornen krallen sich in die Risse der Steine, bewegen sich, schieben sich immer näher heran, drohen mit ihren spitzen Stacheln, wuchernd, gierig, unaufhaltsam.

Dornröschen durfte schlafen. Sie mußte die unersättlich sie umschlingende Natur nicht selber sehen, denkt Helen und begreift zugleich, daß sie sich eben deshalb selbst befreien muß. Sie muß allein mit den Rosen und mit den Dornen kämpfen. Kein Retter aus der Not wird ihr diesen Kampf ersparen. Sie weiß, daß sie ganz allein ist. Kein Prinz wird kommen, der sie erlöst mit seinem Kuß. Helen windet sich verzweifelt in der eisernen Klammer der sie unentrinnbar festhaltenden Maschine und starrt auf die gefährlichen Dornen, die schon fast ihre Fußspitzen erreicht haben. Sie schreit in ihrer Angst gellend auf und wird von ihrem eigenen Schrei geweckt.

Helen liegt allein in ihrem großen Bett. Sie ist allein in der großen Wohnung, und sie weint. Etwas in ihr weint jämmerlich klagend und verzweifelt. Die dunkle und wohlvertraute Sicherheit der Wohnung soll von diesen schluchzenden Schreien und den trostlosen Tränen ihrer ohnmächtigen Verzweiflung ausgefüllt werden. Bis in die letzten Ecken müßten ihre Klagen alles berühren, alles durchdringen.

Helen spürt die dunkle Stille der Wohnung um sich, ein namenloser Raum, der sie umgibt, und sie spürt, wie allein sie ist, allein mit ihrer Angst und mit ihrem Traum.

Sie wimmert trostlose Klagelaute, jammernd, weinend und dann in verzweifelte Schreie übergehend. Sie kann das Alleinsein nicht mehr ertragen. Angst kriecht durch die Dunkelheit auf sie zu. Und da erinnert sie sich an den Traum, an die Ranken, die sich wie Schlangen näherten und sie mit ihren Dornen scharfkantig drohend in Besitz nehmen wollten. Und an die hilflose Verzweiflung, die sie in der unerbittlichen Mechanik festgehalten gespürt hat und an die Panik, die sie durch Mark und Bein, wie ein süßer Schmerz, durchflutet hat.

Und sie weint wieder, windet sich in Verzweiflung, läßt ihre Tränen strömen, stößt jammernd vor in den dunkel sie umgebenden Raum. Etwas Fremdes lauert gefährlich, drohend, im Dunkel verborgen, aber Helen spürt, daß es da ist. Und sie bietet sich als Opfer, zeigt sich in zuckenden Windungen auf ihrem großen weißen Bett, klagt laut mit schmerzerfüllten Schreien, die dem unbekannten Fremden entgegenklingen wie Lockrufe, spielerisch, als gelte es, sich zu verbünden.

Und auf einmal weiß Helen, daß sie diesen Schrecken und die Angst genießt. Sie sieht sich selbst, in herrlicher Qual sich winden, hingebungsvoll verzweifelt sich dem Schmerz ausliefernd, der sie durchdringt in süßer Lust. Sie spürt die drohende Dunkelheit, die sich ihr nähert, sie einhüllt und umschließt, schmerzende Berührung der Haut. Ihr Körper schreit in Sehnsucht und in lustvoller Gier. Angst mischt sich mit Verlangen nach Schmerz.

Helen versucht, den Traum festzuhalten. Sie will sich erinnern, will ihn deuten und begreifen. Aber sie darf das Dunkel nicht stören, darf nicht Licht machen.

Vorsichtig steht sie auf, geht durch die stillen Räume, im Einvernehmen mit diesem Fremden, das sie umgibt. Sie erinnert sich an die Traumbilder und hält sie fest in ihrer Vorstellung, verbindet sie mit den Zimmern, durch die sie geht, kommt schließlich ins Badezimmer, setzt sich in die Badewanne, läßt warmes Wasser einfließen. Während das Wasser langsam steigt und sie sanft umspült und streichelt, beginnt sie zu singen im Dunkel der Nacht, ganz leise zuerst, dann immer mutiger, lauter werdend, durch die Stille des Hauses klingend, Maria durch ein' Dornwald ging, Kyrie eleison!

In meinem Bauch ist eine Art Sehnsucht, liebe Viola!
Ich sitze im Bett, alles ist still um mich herum. Heute ist Sonntag, und draußen schmettert die Amsel vergnügt in den frühen Morgen. Du fehlst mir, und wenn ich Dir auch

Euren Karibik-Urlaub durchaus gern zugestehen mag, so hätte ich Dich jetzt doch auch sehr gern hier.

Ich bin ziemlich durcheinander in mir drinnen, alles im Umbruch, Krisenzeiten ... Und ich müßte dringend mit Dir reden. Also schreibe ich erst einmal, und Du kannst es dann lesen, wenn Du wieder hier sein wirst.

Mir ist aufgefallen, daß Du im Gespräch mit mir immer andere in Schutz nimmst, so als müßtest Du ihre Rechte gegen mich schützen, meine Mutter zum Beispiel und auch meine Schwester oder früher auch Hanna. Meinst Du, daß ich meine Stärke gegen sie verwenden könnte? In meinem allzu kritischen Hirn zu streng sein könnte bezüglich weiblicher Intrigen und diverser Kunststückchen unseres sogenannten schwachen Geschlechts?

Und außerdem ist mir aufgefallen, wie anders Du bist, wenn es um die Männer geht. Robert hast Du niemals verteidigt. Da mußte ich sogar oft seine Partei ergreifen, oder ich hab es vermieden, über unsere Kämpfe und Probleme mit Dir zu sprechen, weil Du so parteiisch warst. Und wenn wir über Dich und Peter reden, dann ist sowieso meistens etwas im Busch, worüber Du Dich ärgerst oder kränkst.

Bevor Du weggefahren bist, jetzt zum Schluß, als wir über Matussek gesprochen haben, ganz extrem, wie meine Skrupel und Bedenken von Dir abgeschmettert wurden. Da ist mir erst so richtig klargeworden, daß an der Sache etwas nicht stimmt.

Aber wohin damit jetzt? Ganz abgesehen davon, daß für ihn die Sache gelaufen ist, er sitzt jetzt erst mal. Nur, was fange ich damit an? Wie soll ich das mit mir selbst vereinbaren? Schuldig ist er ja! Aber warum haben wir uns nicht als befangen gesehen? Und wieso war ich auf einmal so befangen? Hab ich nicht bemerkt, daß hier das alte Problem, das mir so bekannte, parteiisch machende, immer neu den Gewaltkreislauf bewegende, das Problem von

Neid und Haß und Rivalitäten zwischen Mann und Frau angesagt war? Wie konnte mir das entgehen? Ich begreife es nicht. Mein Hirn stößt beim Nachdenken und Suchen an eine Mauer. Es gibt da eine Grenze, über die ich nicht rüber kann, ja, die ich nicht einmal erkennen kann. Und das macht mich wahnsinnig!

Ich träume in letzter Zeit total wirres Zeug. Und meistens werde ich irgendwie verfolgt. Und dann kann ich nicht mehr schlafen. Gedanken flattern in meinem Kopf wie aufgescheuchte Hühner, ziellos, ohne Sinn und Zweck. In all dem wabernden Durcheinander spüre ich aber, daß ich mit dem Alleinsein nicht klarkomme. Ich sehne mich dann plötzlich wieder nach Robert, obwohl mein Verstand ganz genau weiß, daß es mit ihm nicht geht und daß die Trennung notwendig und richtig war.

Und ich beneide Dich dann immer um Deine Fähigkeit, mit Peter zusammenzubleiben, wenn auch nur noch wenig von dem geblieben ist, was Ihr Euch mal vorgestellt hattet. Ihr könnt Euch eben auf diese gegenseitige Nützlichkeit beschränken. Ich kann das nicht! Und ich will das auch nicht können. Das weißt Du. Ich habe ja immer gesagt, daß ich dann lieber allein bleibe. Aber jetzt bin ich allein, und ich kann's nicht ertragen.

Wenn ich so vor mich hin grüble, hab ich das Gefühl, in allem versagt zu haben. Die Ehe ist kaputt, und Kinder hab ich auch nicht, beruflich immer wieder Fehler. Was soll das alles überhaupt? Ich weiß, das ist Blödsinn. Ich müßte zufrieden sein. Alles kann man nicht haben. Und ich habe sowieso ein ganz privilegiertes Leben. Aber trotzdem diese wahnsinnige Sehnsucht!

Ich suche und weiß nicht, was. In mir ist ein lautloser Schrei, ein riesiger, gewaltiger Schmerz, der sich in der äußerst fragilen Hülle meines Ichs verbirgt. Ein Schmerz, der sich nicht wehrt, nicht Hilferuf sein will und sich duckt im angehaltenen Atem und der mit Ewigkeit droht, na-

menlos, zahllos, ratlos, suchend ohne Richtung. Nur Stillstand und Angst.

Zugleich taumeln Bilder in mir, die höhnisch grinsen und immer schon wußten. Jetzt endlich dürfen sie sich zeigen, dürfen Gestalt annehmen und wortgewaltig ihrer Bosheit Sprache verleihen. Wo findet sich ein anderes Ich? Wer bin ich, wenn nicht die mir Gewohnte? Was läßt mich Halt finden in diesem unendlichen Traum? Ich falle in meinen eigenen zeit- und raumlosen Schrei, der vor allem Anfang schon war und über das Ende hinaus sein wird.

Ich spreche in Rätseln, Viola, und zum Trost kann ich nur sagen, daß ich mir diese Rätsel selbst aufgebe. Die Lösung ist allerdings noch nicht einmal als Ahnung in Sicht...

Und Du wohnst jetzt vielleicht zwischen Palmen, draußen vor dem Fenster das Meer, Sonne, Sand und leise Musik, karibischer Frühling, der das Leben so leicht und vergnügt wirken läßt. Wie fern Du bist, Viola!

Ach, ich sehne mich nach Dir, nach Deinen tröstenden Worten und nach Deiner Freundschaft, die mir Halt geben könnte in diesen stürmischen Zeiten.

Heute früh hab ich bei Rilke in »Sonette an Orpheus« diese altvertrauten Zeilen gefunden, die wieder auf eine neue Weise Sinn geben:

Wolle die Wandlung. O sei für die Flamme begeistert,
drin sich ein Ding dir entzieht, das mit Verwandlungen prunkt;
jener entwerfende Geist, welcher das Irdische meistert,
liebt in dem Schwung der Figur nichts wie den wendenden Punkt.

In diesem Sinn, Viola, grüße ich Dich liebevoll, und ich hoffe, daß die Wandlung sich einstellen möge, zumindest sich anzeigen möge, bevor Du wiederkommst, denn die Zeit ist noch lang, und ich bin, wie Du weißt, ungeduldig.

Auch in Erwartung Deiner Rückkehr! Aber bis dahin wünsche ich Dir vergnügliche Ferientage und grüße Dich und Peter sehr herzlich,

Sonntag, 16. März 1986 *Helen*

Der große Hund kommt geradewegs auf sie zu und stellt sich vor Helen hin.

Guten Tag, sagt sie und lächelt den Hund an.

Das ist für den Mann die Gelegenheit, ein Gespräch zu beginnen. Er setzt sich auf einen freien Barhocker an der Ecke des Tresens, so daß der Hund zwischen ihm und Helen steht. Ich glaube, daß wir genau zum richtigen Zeitpunkt am richtigen Ort für eine Pause angekommen sind, sagt er. Draußen beginnt es zu regnen, und hier drinnen geht die Sonne auf.

So so, antwortet Helen und lächelt ihm mit fröhlicher Überraschung zu. Das ist ein angenehmer Zufall, daß Sie jetzt hier hereinkommen.

Zufall kann das nicht sein, gibt er charmant zurück. Das war sicher der Sturmwind der Geschichte, direkt aus dem Paradies, der mich hierhergeweht hat.

Sie haben ja einen ganz besonders schönen Hund, sagt Helen. Als ich ein Kind war, hatten wir auch so einen. Das ist doch eine Dogge mit Schlappohren, oder?

Der große Hund hat sich mittlerweile auf den Boden zu Helens Füßen gelegt.

Ja, das ist Paula. Sie ist eine Philosophin, und um der Erkenntnis nun auch das Wort zu verleihen, versucht sie jetzt mit viel Mühe, sprechen zu lernen. Aber vorerst will es ihr noch nicht gelingen.

Und Sie, helfen Sie ihr bei diesen Lernversuchen? Geben Sie ihr Unterricht?

Nein, ich bin viel unterwegs, aber damit sie sich in meiner Abwesenheit weiterbilden kann, versorge ich sie mit sprachlichen Anregungen. Sie bewacht meine Kinder, wenn sie Schulaufgaben machen und lernt mit ihnen.

Wie ungerecht! Die Kinder bekommen Zeugnisse für ihre Leistungen, und wer beurteilt Paula?

Halten Sie denn das Beurteilungsverfahren, das unsere Schulen den Kindern zumutet, für ein gerechtes?

Nicht unbedingt, aber wenn Sie Paula keinen Unterricht geben und auch nicht für ihre Beurteilung sorgen, wer belohnt den Hund für all die Bemühungen?

Sie zum Beispiel, indem Sie Paulas Gruß erwiderten, vorhin, als wir hier hereinkamen. Welch schöneren Lohn könnte man sich wünschen, als von Ihnen liebenswürdig begrüßt zu werden?

Ich glaube, ich hab hier auf Sie gewartet.

Meinen Sie Paula oder mich?

Normalerweise sitze ich nämlich tagsüber nicht hier.

Was ist schon normal, normalerweise. Aber heute sitzen Sie hier und haben auf uns gewartet. Und nun sind wir also hier und begrüßen Sie, Paula und ich. Anselm Kron. Er beugt sich herüber und nimmt Helens Hand zwischen seine beiden großen Handflächen. Er hält ihre Hand fest und schaut sie lächelnd an. Wollen wir das feiern?

Normalerweise müßte ich jetzt arbeiten, aber heute ist nichts wie sonst. Also bin ich sehr fürs Feiern. Mein Name ist Helen Schmidt. Kennen Sie die Hausmarke hier? Ein guter Rieslingsekt, der läßt die Gedanken tanzen.

Er zeigt sich einverstanden, und Helen bestellt.

Sie sind viel unterwegs, haben Sie gesagt, was tun Sie, daß Sie reisen dürfen und müssen?

Ich bin Reiseleiter, und zwar meistens speziell als Wildhüter auf Safari in Kenia. Dort habe ich als Kind gelebt. Ich bin in Kenia geboren und aufgewachsen. Das ist eigentlich meine Heimat, und ich versuche, mein Leben hier in Verbindung zu bringen mit diesem anderen, früheren. Afrika ist für mich Ursprungsland, in jeder Weise – und immer wieder Glück und Unglück zugleich.

Heimat, ich frage mich, was das sein mag, ein Gefühl oder ein Ort oder beides? Wieso hat einer eine Heimat und ein anderer nicht?

Um solche Fragen zu stellen und Träume zu haben, die in die Ferne weisen, müssen auch Sie eine Heimat kennen.

Aber in mir gibt es keine Bilder von einem Ort meiner Sehnsucht und keinen Namen dafür. Ich träume vom Wissen und Verstehen, die im unendlichen Raum grenzenlos sein wollen. Das ist für mich vielleicht ebenso bittersüß wie für Sie Afrika, immerzu gegenwärtig und für die kleinen und größeren alltäglichen Genüsse verfügbar, aber doch eigentlich unerreichbar.

Was, wenn ich fragen darf, wollen Sie denn wissen? Sind Sie auf der Suche nach etwas Bestimmtem?

Ich weiß es nicht. Ich weiß nicht, was ich wissen will, weil ich weder Anfang noch Ende bestimmen kann. Ich bin auf der Suche nach, ach, das ist so schwer zu sagen. Im Wort ausgesprochen, macht es einem plötzlich Angst, zu sein, wie man ist. Solange man es nicht ausspricht, kann ja sein, daß niemand merkt, woran man denkt, obwohl es andererseits doch genau darum geht, daß andere bemerken und mitmachen sollten auf der Suche nach dem Wunderbaren. Denn nur dann macht es Sinn. Verstehen Sie mich?

Gemeinsam kann man aber doch nur suchen, wenn man weiß, wonach man sucht?

Und dieses Wissen, ist das im Wort verfügbar? Oder kann es auch anders vermittelt werden? Wieso haben Sie sich hierher gesetzt? Haben Sie gewußt, daß ich hier auf Sie warte? Habe ich gewußt, daß Sie kommen werden, um von Afrika zu erzählen? Bitte, erzählen Sie mir von Afrika. Da sind Bilder in mir, Sehnsuchtsträume, hoffnungsvoll. Ja, ich hoffe immer wieder, daß von irgendwoher aus der Fremde etwas kommen wird, wie die Lösung eines Rätsels.

Mein Vater hat uns Rätsel aufgegeben, dieselben, immer wieder, und wir haben immer wieder die Lösungen gesucht und gefunden. Denn die Lösung löst das Rätsel selbst ja nicht auf. Ist Afrika auch so ein Rätsel?

Möglich, wenn ich Sie richtig verstehe. Vielleicht ist es so wie mit diesem uralten Löwen, dem ich immer wieder in der Gegend des Victoriasees begegne und der sicher weiß, daß ich in einem früheren Leben ein Flußpferd war. Er grüßt mich wie seinesgleichen. Löwen und Flußpferde haben keine Feinde. Und wenn wir beisammensitzen, ganz in Ruhe, und irgendwo in der Ferne verschmelzen am Horizont Himmel und Erde in unbeschreiblichen Farbtönen zwischen Grün und Ocker und Blau, dann haben wir zwar keine Worte, verstehen einander aber doch.

Ja, sprechen Sie weiter. Sie erzählen mit Ihren Worten, und zugleich höre ich noch eine Geschichte, wie eine Melodie zu Bildern.

So eine Melodiengeschichte plaudert und schwatzt auch der kleine Putzknecht. Das sind die Vögel, die auf dem Rücken des Flußpferdes auf und ab spazieren und aus den Hautfalten mit spitzem Schnabel flink jede kleinste Mücke herausputzen. Ich nenne sie Putzknechte, weil sie so diensteifrig sind. Sie plappern und schwatzen dabei und erzählen dem träge daliegenden Flußpferd offenbar, was sich rundherum tut. Denn mit einem ganz bestimmten Singsang erzählt der kleine Vogel, daß da rechts hinten etwas passiert, und schon stellt der schläfrige Koloß sein rechtes Öhrchen auf die bezeichnete Stelle ein, um genau dorthin zu lauschen. Ein anderer Refrain wiederum sagt dem Flußpferd, daß sich drüben links etwas bewegt. Der kleine Vogel läuft auf und ab, tut seine Arbeit, schwatzt und singt dabei und erzählt dem gemütlichen Dickhäuter, was in der Gemeinde passiert.

Ich danke Ihnen.

Wofür denn?

Für diese Geschichten und, ich weiß nicht, für den Singsang, der mitklingt und noch vieles mehr erzählt. Ich muß nur die Augen schließen, dann seh ich den Vogel auf dem Rücken des Flußpferdes auf und ab spazieren und höre, wie er seine kleinen Nachrichten ausplaudert.

Ja, und stellen Sie sich auch vor, weit im Umkreis nur Steppe, Wasser, Wolken, Tiere, keine Menschen, darüber ein riesig weiter Himmel, und das Glück ist vollkommen. Dort saß ich unlängst, als ein kleiner Vogel sich auf meine Schulter wagte, und als er merkte, daß ihm nichts passieren wird, begann er auch mich zu putzen und auf mir umherzuspazieren. Er hat mir sicher eine Nachricht mitgeben wollen über etwas, das in naher Zukunft sein würde, aber ich konnte damals seine Story nicht verstehen. Jetzt weiß ich, daß er Sie ankündigen wollte.

Ich weiß nicht so recht, ob der Sekt oder Ihre Worte mich verwirren. Ich träume vielleicht? Oder aber sind Sie ein Reiseleiter, der die Reise veranstaltet und zugleich begleitet?

Ich bin ja aus geschäftlichen Gründen in Berlin und muß den ganzen Tag ganz andere Gespräche führen. Außerdem besuche ich hier immer eine uralte Tante, mit der auch nicht mehr sehr viel zu bereden ist. Dann sehnt man sich schon richtig danach, mit jemandem zu plaudern, und danach, daß einem jemand zuhört.

Ein ziemlich langes Schweigen entsteht zwischen beiden. Als seien sie fasziniert von dem Geschehen vor dem Café auf der Straße, schauen sie aufmerksam nach draußen.

Dann beginnt Helen von neuem zu sprechen. Was immer ich suchen mag, es hat mit dem zu tun, worüber wir jetzt ohne Worte gesprochen haben. Sie haben mir zu verstehen gegeben, daß Sie die Berechtigung meiner Hoffnung nicht bezweifeln.

Müssen Sie denn schon gehen, daß Sie jetzt so zu mir sprechen?

Müssen oder nicht, es ist Zeit zu gehen, als würde das von anderer Stelle vorgegeben, so wie ich mein Leben eben leben muß und es sinnlos wäre zu fragen, warum dieses Leben und kein anderes.

Welches Leben führen Sie denn, Helen?

Was soll ich darauf antworten? Ein gutes Leben? Früher dachte ich, der Mensch hätte einen Anspruch darauf, im Leben glücklich zu sein. Heute kann ich fragen, was das Glück bedeuten mag? Heißt das, ich hätte es schon und könnte es jetzt genauer betrachten? Oder spreche ich wie der Fuchs von den sauren Trauben, weil ich mir das Unerreichbare nicht erstrebenswert denken mag?

Ich bin morgen noch hier in der Stadt und würde Sie gern wiedersehen. Haben Sie morgen abend Zeit?

Ich weiß noch nicht. Ich werde morgen länger arbeiten und kann noch nicht sagen, ab wann ich Zeit habe.

Was tun Sie, wenn ich fragen darf, was arbeiten Sie?

Ich bin Juristin und werde morgen vor einem Aktenberg sitzen, dem ich heute entflohen bin. Aber ich rufe an, wenn ich absehen kann, wie ich durchkomme. Wo kann ich Sie erreichen, Ihnen eine Nachricht hinterlassen?

Ich bin im Interconti, und ich werde warten, den ganzen Tag mich auf Ihre Nachricht freuen. Ich frage nicht, wo ich Sie erreichen kann. Ich warte.

Helen steht auf, ruft den Ober und zahlt die Rechnung. Ich sage bewußt: Auf Wiedersehen, mein Herr. Damit will ich sicher sein, daß wir einander wiedersehen sollten. Aber ob es morgen möglich sein wird, das kann ich jetzt noch nicht wissen. Ob also morgen oder später einmal, auf Wiedersehen.

Machen Sie es nicht von Ihrer Arbeit abhängig, Helen.

Helen sagt noch einmal mit liebenswürdigem Lächeln: Sie werden von mir hören, Herr Kron, ganz sicher. Aber es ist heute noch schwierig zu wissen, ob ich morgen komme oder nicht. Ich kann es wirklich noch nicht wissen.

Auf Wiedersehen, Helen, vielleicht also bis morgen.

Vielleicht, ja, auf Wiedersehen.

Helen streichelt Paulas Kopf noch liebevoll und geht dann rasch hinaus. Er sieht ihr nach, solange er kann. Sie dreht sich nicht um. Und er nimmt das als Zusage, daß sie morgen kommen wird.

Liebe Viola, daß Du jetzt nicht hier bist! Wie mag es Dir gehen? Ob Du auch solch stürmische Zeiten erlebst? Oder säuselt eine laue Brise um Palmen und um Deinen braungebrannten Körper? Sitzt Du angesäuselt mit einem Drink in der Hand am weißen Strand? Touristengeplauder, nekkische Spielchen, oberflächliche Bekanntschaften und unverbindliche Versprechungen?

Daß nur eine Ansichtskarte von Dir gekommen ist, mit sehr allgemeinen Grüßen, deute ich als Zeichen für Dein und Euer Wohlergehen. Du kommst sicher strahlend, braun und gut erholt zurück.

Mich wirst Du dann allerdings eher verwirrt vorfinden. Ich befinde mich an einem Wendepunkt, auch wenn vorerst noch nicht klar erkennbar ist, was sich da wandelt. Es ist wie eine Häutung.

Und ganz besonders jetzt, in diesem Augenblick, empfinde ich dieses Bedürfnis, mich zu winden und zu reiben, und zwar an einem ganz bestimmten Körper. Die Hülle, die ich um mich herum spüre, möchte ich abstreifen. Irgend etwas Neues will sich befreien. In mir drinnen geht's turbulent zu. Und natürlich bin ich wieder in beherrschter Panik ganz unvermittelt geflohen, als ich merkte, daß ich dabei war unterzugehen.

Alles wurde weich und samtig, nur noch seine Stimme war zu hören. Er kann Geschichten erzählen, nein, er singt sie mit vielstimmigen Melodien. Er redet und ist nicht mehr der, der da sitzt. Denn der, der da sitzt, ist nur ein ganz normaler Mann, mit gewaltigem Schnurrbart, mit manikürten Fingernägeln und insgesamt sehr damit beschäftigt, wie er aussieht und wie er wirkt.

Er wirkt freilich auch durchaus beeindruckend. Als er im Café Hegel zur Tür hereinkam, klopfte mein Herz bis zum Hals. Ein verführerischer Mann! Und er weiß es. Er kam mit einer Dogge, und die ging direkt auf mich zu und legte sich mir zu Füßen. Ob er das dem Tier wohl beigebracht hat? Es war wie, Dir kann ich es ja sagen, obwohl mich solche Deutungen eher skeptisch machen, es war wie Magie, irgendwie vorherbestimmt...

Und ich bin fast »ausgezuckt«, würde Peter dazu sagen. Es war total unwirklich. Wir saßen und redeten miteinander wie im Traum. Jedenfalls ging's mir so. Was bei ihm los war, weiß ich nicht. Wahrscheinlich wurde er spitz.

Anfangs, als ich merkte, daß ich meinen Kopf nicht mehr so recht gebrauchen konnte, hab ich versucht, ihn nur zu sehen, auf seine Wahnsinnsstimme nicht mehr zu hören. Er sieht aus wie ein Geschäftsmann und ist auch einer, so einer von der amerikanischen Sorte, ein bißchen Wilder Westen oder so, ziemlich wenig das, was mich eigentlich interessiert. Aber dann ging's mir nach kurzer Zeit mit den Augen wie vorher mit den Ohren. Da war plötzlich ein anderer.

Der Mann, der hereingekommen war und an der Theke seine Geschichtchen erzählte, war nur außen so. Und dann gab es noch einen anderen – für meine Ohren und meine Augen. Denn ich hab ihn ja nicht angefaßt und nicht abgeleckt oder an ihm gerochen. Aber ich bin sicher, ich hätte es fast getan, wenn mir nicht noch rechtzeitig die Flucht gelungen wäre.

Ich war wie hypnotisiert von ihm, aber nicht von diesem sehr auf Äußerlichkeiten achtenden, nach Erfolg, Geld und Kaufkraft aussehenden Mann. Irgend etwas anderes war da noch. Ich weiß nicht, wie ich es beschreiben soll, etwas

Brodelndes, Archaisches. Er erzählte von Afrika, ER IST AFRIKA.

Kult und Magie! Ein Sog ging von ihm aus, der mich wie Alkohol oder Drogen total in Besitz nahm, bis ich nur noch an Weglaufen denken konnte. Ich muß dann ziemlich panikartig das Gespräch beendet haben. Und er bestand darauf, daß ich ihn morgen wiedersehen soll. Was kann ich denn dagegensetzen? Ich will und will nicht, aber ich weiß, daß ich muß.

Ist das nicht verrückt? Bin ich verrückt geworden? Wenn Du ihn gesehen hättest, Viola, und wenn dieses gewisse Etwas zu Dir nicht so rübergekommen wäre, Du hättest ihn so banal erlebt. Vielleicht würdest Du mich jetzt auslachen, sagen, ich hätte mir alles sowieso nur eingebildet. Und möglicherweise hättest Du damit sogar recht. Aber was ändert das schon? Eingebildet oder wie auch immer, ich hab's erlebt, wie ein Naturereignis, das geschieht, und ich muß es geschehen lassen.

Jetzt will ich aber wenigstens versuchen zu verstehen, was da mit mir passiert ist. Und wenn Du hier wärst, dann könnten wir darüber reden. Wie soll ich morgen die notwendigen Aktenarbeiten leisten können? In mir ist ja ein einziges Tohuwabohu. Wie soll ich allein da Ordnung schaffen?

Und außerdem werden meine Gedanken magnetisch angezogen von dem, was morgen sein könnte, sein wird…

Ach, Viola, wie gut, daß Du bald wiederkommst. Ich bin gewissermaßen nur noch ein einziges lüsternes Chaos. Mein Hirn kann sich gegen die Übermacht der Sinne nicht mehr durchsetzen. Vielleicht sollte ich zur Klärung, ganz gegen meine üblichen Überzeugungen, eine Beschwörung, irgendein Kultritual zelebrieren?

Da siehst Du, Viola, wie weit es mit mir schon gekommen ist. Aber ich schäme mich nicht einmal für diese Worte, obwohl ich die Albernheit darin sehr wohl sehen kann.

Wenn ich ehrlich bin, muß ich nämlich zugeben, daß mir irgend etwas merkwürdig Angst macht. Und genau da hört meine Verstandeskraft auf. Wovor habe ich Angst? Nicht vor diesem Mann, das ist klar. Nicht vor ein bißchen Sex, das ist auch klar. Aber da ist noch etwas anderes, etwas Dämonisches, in mir oder in ihm oder überhaupt? Ich weiß es nicht, und das macht mich schier verrückt.

So kennst Du mich gar nicht, Viola, aber glaube mir, ich kenne mich in mir selbst nicht mehr aus.

Und wenn ich Dir jetzt zum Schluß noch etwas Normales sagen will, dann fällt mir nichts anderes ein, als daß der März in diesem Jahr grau, kalt und regnerisch ist. Ihr habt genau das Richtige getan mit Eurem Karibik-Urlaub. Und ich hoffe, Ihr könnt es genießen. Ich freue mich schon auf ein Wiedersehen und auf endlose Erzählungen, gegenseitig…

Mit Gruß und Kuß, bis bald,

Freitag, 21. März 1986 Helen

Pünktlich will Helen heute nicht sein. Um möglichst langsam zum Interconti zu kommen, entscheidet sie sich, mit dem Autobus hinzufahren. Sie steht frierend an der Bushaltestelle. Unter dem Mantel trägt sie nur ein dünnes Seidenkleid. Sie zittert und weiß, daß nicht nur die Kälte sie zum Zittern bringt. Sie wartet auf den Autobus Linie 9. Eigentlich könnte sie die wenigen Stationen auch zu Fuß gehen, dann würde ihr wärmer. Sie könnte auch mit ihrem Auto fahren. Aber sie bleibt an der Haltestelle stehen, frierend und zitternd.

Dieses merkwürdig paradoxe Spiel mit unsinnigen, dennoch trotzig sich durchsetzenden Ideen hat sie bereits in einer Art Vorfreude, bestehend aus Lust und Angst, seit dem frühen Morgen in ihrer Konzentration gestört und sich immer wieder mitten in die wichtigen Überlegungen der Aktenarbeit gedrängt. Kleine Teufelchen lugten hinter den Buchstaben hervor, verwirrten den Sinn der Worte und lenkten ihre Gedanken in völlig absurde Vorstellungen. Sie dachte daran, daß Anselm Kron sich in ein Flußpferd verwandeln und mit ihr durch den Tiergartenpark und anschließend auch über den Kurfürstendamm spazieren würde, vielleicht wie ein riesig großer Hund, mit einem ledernen Halsband und an einer kurzen Leine. Sie hätte eine Nilpferdpeitsche in der Hand und würde wie eine Dompteuse selbstbewußt das gezähmte Tier an der Leine führen.

Woher kamen solche absurden Bilder? Sie mußte an Afrika denken, an Bilder der Weite, an Sand und Steppe oder an merkwürdig abgeflachte grüne Bäume in endlosen Ebenen, an den alten Löwen, von dem er gestern erzählt hatte, und an einen Film über afrikanische Tänzer mit nackten, glänzenden Körpern, die sich in Ekstase winden. Dumpfe Trommelrhythmen vibrierten heimlich und seltsam in ganz alltäglichen Geräuschen mit, drohend und zugleich eine in Trance versetzende, sehnsüchtig verlockende Musik.

Noch nie war ihr die Aktenarbeit so schwergefallen. Sie hatte aber erst gegen Abend telefonisch eine Nachricht für Herrn Kron hinterlassen, daß er sie bitte um 22 Uhr im Foyer des Hotels erwarten möge.

Jetzt fährt Helen langsam mit dem Autobus, der diese unsinnige Schleife macht, bevor er dann am Interconti endlich hält. Sie geht hinein, und Anselm Kron kommt ihr entgegen. Er hat in einem dieser großen Ledersessel in der Hotelhalle gewartet, die Eingangstüre im Blick, und ist aufgestanden, sobald er sie entdeckt hat. Helen entschuldigt sich für ihre Verspätung, und er läßt keine Ursache für eine Entschuldigung gelten. Sie spielen ein kleines Ritual, um ihre Unsicherheit zu verbergen.

Sie sind sicher hungrig und haben sich an Ihren Akten nicht satt essen können. Wollen wir essen gehen?

Ja, da haben Sie recht, außerdem sind mir meine Akten heute irgendwie im Hals steckengeblieben. Ein kleines, feines Etwas wäre jetzt genau richtig.

Was schlagen Sie vor? Sie kennen in Berlin sicher mehr als ich.

Draußen nieselt es kalt und fast winterlich. Ich meine, wir könnten das gute Restaurant hier im Haus probieren. Was halten Sie davon?

Ja, wenn Sie das vorschlagen.

Und wie war Ihr Tag heute?

Ich habe mich auf den Abend gefreut.

Waren Sie denn so sicher, daß ich anrufen würde?

Ja, ich muß nur fest an etwas denken und mir das, was ich mir wünsche, ganz intensiv vorstellen, um damit die Erfüllung zu unterstützen.

Sie gehen plaudernd ins Restaurant, finden einen guten Platz, bestellen und unterhalten sich freundlich, nett, allgemein.

Helen spürt eine merkwürdige Verunsicherung. Sie fühlt sich wie in früheren Jahren aufgeregt und ungeschickt, und je mehr ihr das bewußt wird, desto unsicherer wird ihr Verhalten. Sie hört Anselm Kron reden. Er erzählt jetzt von den Plänen, über die er heute verhandelt hat, über eine Reise in den Kahuzi-Biega-Nationalpark, im Osten Zaires. Dort haben die grauen Flachlandgorillas ihr letztes Refugium gefunden und leben ziemlich wenig vom Tourismus gestört als letzte Spezies ihrer Gattung. Von der nahen Provinzhauptstadt Bukavu aus dürfen höchstens zweimal täglich Gruppen in den Nationalpark einreisen. Nie werden mehr als sechs Besucher zugleich eingelassen.

Die geplante Reiseveranstaltung wird für jeweils sehr kleine Gruppen von gestreßten Managern entworfen. Ihnen soll eine Art Erholungstraining angeboten werden, bei dem sie in völlig anderer Art gefordert werden, als es ihr Berufsalltag tut. Diese Männer werden von Bukavu aus in den Kahuzi-Biega-Nationalpark gebracht und sollen sich von dort aus allein bis nach Kisangani durchschlagen.

Anselm Kron erzählt, daß man sich in diesem Teil Zaires im Paradies wähnt. Eine Vulkankegellandschaft von einzigartiger Schönheit und Fruchtbarkeit erstreckt sich bis zum Kivu-See. Dort wächst praktisch alles. Und die Reisegruppe soll versuchen, sich mit eigener Kraft und Geschicklichkeit Nahrung und Unterkunft zu sichern und den Weg mittels Kompaß und Karte zu finden. Nur im äußersten Notfall darf per Funk Hilfe herbeigeholt werden.

Die Sache ist nicht ungefährlich, und Helen kann sich nur schwer vorstellen, wer Spaß daran haben sollte, mit unzureichender Ausrüstung durch Urwald, Steppe und meistens menschenleere Gegenden, zwischen Gorillas und Schlangen und anderen wilden Tieren, weite Strecken in fernen Ländern zurückzulegen, dafür auch noch viel Geld zu bezahlen und das Ganze sogar als Überlebenstraining im Dienst beruflicher Weiterentwicklung zu absolvieren. Aber Anselm Kron ist von der Sache durchaus überzeugt. Er wird als Teilnehmer dabeisein, um in Notfallsituationen helfen zu können.

Helen hört ihm zu und bemerkt, daß sie versucht, sich vom Zauber seiner Stimme nicht berühren zu lassen. Sie will nur auf den Inhalt seiner Worte hören, ohne den magischen Singsangton an sich herankommen zu lassen. In dieser inneren Abwehr entsteht ihre Verunsicherung und Verkrampfung.

Ich sitze wie auf heißen Kohlen und darf nicht merken lassen, wie sehr es brennt, denkt Helen. Darüber muß sie selbst lächeln und spürt sich dadurch sicherer und gelöster werden. Wenn ich nur wüßte, was mit mir los ist, fragt sie sich und lächelt dabei mit charmanter Aufmerksamkeit

Anselm Kron zu, der ununterbrochen, beinahe atemlos redet.

Ein rettender Geistesblitz läßt Helen diesen Mann ihr gegenüber am Tisch ganz anders ansehen, vielleicht fühlt er sich ähnlich verunsichert? Warum würde er sonst so merkwürdig mechanistisch sprechen? Und Helen entdeckt, daß der Zauber in seiner Stimme fehlt. Die ihr gefährliche melodische Untermalung seiner Worte ist heute gar nicht zu hören.

Da zeigt sich ihr von einer Macht bedrohter Geist in seiner überlebensfähigsten Form, als Lebensklugheit. Helen folgt dem Rezept, das ihr Gegenüber vor wenigen Minuten preisgegeben hat. Sie denkt fest an das, was sie sich wünscht, um die Erfüllung dieses Wunsches zu unterstützen. Und Helen stellt sich vor, daß sie mit diesem Mann jetzt viel lieber im Bett läge, Körper an Körper, ineinander und umschlungen. Sie spürt ihre kußbereiten Lippen, und die nach Lust verlangende Haut streckt und dehnt sich seinen Umarmungen entgegen.

Helen sitzt diesem Mann gegenüber, hört ihm scheinbar sehr aufmerksam zu, lächelt ihn an, kommentiert seine Rede über Verkehrsverbindungen zwischen Kinshasa und Bukavu und denkt: Anselm, ich will mit dir ins Bett. Ich will mich ausziehen, für dich. Ich will dich spüren in mir, ich will dich riechen und schmecken und mich in deinen Armen auflösen.

Werden wir eigentlich heute miteinander ins Bett gehen? Sie hört plötzlich und unvermittelt diese Stimme, die singende, in sie eindringende. Fast noch in demselben Atemzug, mit dem er über Reiseunternehmungen geredet hat, fast ohne Unterbrechung, als ob er weiter über seine Geschäftsbesprechungen des Tages berichtet, hat er Thema und Melodie geändert.

Ja, antwortet sie ruhig.

Ich hatte vorhin überlegt, als ich auf Sie wartete, ob wir

vorher essen werden oder nicht. Die Entscheidung wollte ich Ihnen überlassen.

Ja, aber Sie hatten auch recht mit Ihrer Vermutung, daß ich heute noch nichts gegessen hätte, so daß dieser köstliche Fisch und der Spinat notwendige Voraussetzung für einen längeren Abend waren. Und jetzt muß ich noch ein kleines Dessert haben, denn ohne Süße würde mir in der Sinfonie der Genüsse etwas fehlen.

Die Macht des Augenblicks wird zur großen Stunde der sinnlichen Genialität. Nichts anderes als unmittelbares Begehren, reine Sinnlichkeit, die ihre Kraft aus dem augenblicklichen Verlangen gewinnt, triumphierend und unwiderstehlich. Das ist das Geniale und zugleich das Dämonische an erotischer Lust.

Helen beherrscht nicht die Kunst der Verführung. Sie verführt durch das ihr selbst nicht unmittelbar bewußte Wahrgenommenwerden ihrer Sinnlichkeit. Sie begehrt ihn, diesen Mann, hier und jetzt. Und dieses Begehren wirkt verführerisch, denn es gehorcht einzig und allein dem Prinzip des Augenblicks. Der kennt keine Vergangenheit und keine Zukunft, keine Erinnerung und keine Hoffnung. Ohne Koketterie und ohne Scham verdankt die Begierde ihre Wirkung dieser Einzigartigkeit des Augenblicks.

Haben Sie nachts schon mal das Geheule der Wölfe aus dem Zoo drüben gehört? In Vollmondnächten kann man die Tiere hören, ihre wilden Gesänge klingen weit durch den Tiergarten.

Sie fahren mit dem Aufzug zu dem Stockwerk, in dem sein Zimmer liegt, und sagen immer noch Sie zueinander.

Anselm geht durch den Hotelflur voraus, öffnet die Türe und läßt Helen eintreten. Sie hat kaum das Zimmer betreten, da nimmt er sie in seine Arme, und sie küßt ihn wie eine Ertrinkende, saugt sich fest an seinem Mund, preßt ihren Körper an seinen.

Dann ziehen sie sich aus. Sie tut es langsam, Stück für Stück und spürt das brennende Begehren, das sich in ihr ausbreitet, aus der Mitte bis in die Fingerspitzen, wie eine heiße Welle, schmerzhaft triumphierende Lust im Zeichen der Vollendung. Er geht ins Badezimmer, kommt im seidenen Schlafrock zurück und setzt sich auf das Bett, betrachtet sie. Sie zieht sich aus für ihn, zeigt sich ihm als Objekt der Begierde und zeigt ihm nun auch unverhohlen ihr reines Verlangen.

Und sie legt sich zu ihm, wortlos bereit zur Lust des sich gegenseitigen Entdeckens. Sie beginnen mit Küssen, die alles öffnen. Er dringt mit seiner Zunge in ihren geöffneten Mund und zugleich fest und warm in ihr sehnsüchtiges Loch ein. Sie gleiten dahin auf bewegten Wellen der Lust. Er oben und sie unten und andersherum und vorn und hinten und zärtlich sanft ebenso wie hart und heftig stoßend. Sie belecken und beißen einander, riechen und schmecken den Schweiß und die Säfte. Hinein und heraus, alle Löcher und Spalten sind der Lust nicht fremd. Anselm hält sie fest, läßt sie in jubelnder Lust an seinem Zauberstab entlanggleiten und findet in den Tiefen ihrer wollüstigen Höhle den Wonnepunkt, der keinen Unterschied mehr gelten läßt zwischen Bewegung und Stillhalten, zwischen innerem Zerreißen und endlos fließender Glut.

Ein kurzer Augenblick des ruhigen Verweilens. Sie legt ihr Gesicht in die schweißnassen dichten Locken auf seiner Brust, da entdeckt ihre Zunge das Spiel mit den kleinen Nippeln, die ihr entgegenkommen, schon will ihr Mund der Köstlichkeiten mehr und umschließt gleich den ganzen kleinen Mann in seiner zuckenden Freude. Sie saugt an ihm, als würde er sie von oben durchdringen können, und genießt sein Zungenspiel an ihren Lippen.

Immer neu, immer wieder, oben und unten, die Säfte

fließen, alles wird weich und strömt ineinander. Sie stammeln Worte der Lust, du, wir, ich, jetzt und immer. Im Aufleuchten der Leidenschaft entdecken sie einander, geben sich preis, erkennen sich im gleichzeitigen Blick triumphierender Lust.

Anselm hält sie und führt sie. Wie im Tanz bewegt er sie zu immer neuen Umdrehungen. Sie umschlingt seine Lust, stülpt sich über ihn, leckt und saugt und beißt und liebkost ihn, wild und zärtlich, atemlos, rasend, stillhaltend sanft, trunken vor Glück, Leidenschaft und unersättlicher Gier.

Und auf einmal ist sie wieder da – die Abwehr, die Angst. Helen weiß nicht, wieso und wodurch, aber plötzlich hat sie dieses Gefühl einer Bedrohung. Die Leidenschaft und ihr Verlangen sind nur noch Boten einer Gefahr. Der Genuß muß dem Dämonischen Platz machen.

Helen kann dieser Angst nicht mehr entkommen. So sehr die Lust auch wieder den Augenblick beanspruchen will und so sehr Helen auch weiß, daß sie nie zuvor solch eine sinnliche Ekstase und so ein unwiderstehliches Begehren erlebt hat, jetzt sucht sie nur noch nach dem bestmöglichen Zeitpunkt für eine Flucht, die nicht zu sehr überstürzt wirken soll, die aber dennoch kein längeres Verweilen zuläßt.

Noch einmal läßt sie sich ein auf den Taumel der Sinne, aber diesmal steht er unter dem Zeichen des Beendens. Sie verführt Anselm zu seiner siegreichen Explosion und genießt noch die abebbenden Wellen der Lust in ihrem eigenen Körper. Aber sie verliert nicht mehr den Kopf dabei und steuert sanft und zielstrebig aus den wilden Wogen der Leidenschaft hinaus in ruhigere Gewässer.

Sie spürt die tiefe Zärtlichkeit in ihm, jetzt, als er langsam zur Ruhe kommt. Sie gibt ihm noch ein bißchen Zeit zum Verweilen an den einzelnen Stationen seiner Wiederkehr, kleine intime Geständnisse, sanfte Gesten. Aber in ihrem eigenen Inneren bremst sie mit Härte jedes sanfte

Sehnsuchtswort dankbarer Freude für diesen unendlichen Genuß.

Und endlich begreift er, daß sie gehen will, reagiert sofort mit geübter Höflichkeit und füllt die Zeit des Sichanziehens mit freundlichem Plauderton. Er besteht darauf, sie hinunterzubringen, und geht mir ihr durch die nächtlichen Flure, durch die Hotelhalle hinaus und noch ein paar Meter, bis sie versichert, sie käme auch allein nach Hause.

Sie verabschiedet sich hastig. Bis bald also, sagt er noch. Dann geht sie, läuft, stolpert, will nach Hause, will allein sein und weinen. Sie will und sie muß Mittel und Wege finden, zu vergessen, was nicht wiederholbar ist. Ausmerzen, ausbrennen die Bilder des Glücks aus ihrer Erinnerung, den Geschmack und den Duft seines Körpers, die unaussprechliche Wonne dieser Lust. Nur der Mangel an Vergangenheit kann Hoffnungen auf eine Zukunft verhindern. Denn die Angst in Helen ist gekoppelt an ihr Bewußtsein von einer Endlichkeit, die der Sehnsucht nach ewiger Harmonie entgegensteht.

Wodurch wird der Frosch im Märchen vom Froschkönig zum Prinzen? Weißt du das? Oder schläfst du noch?

Viola! Wo bist du denn? Wie gut, daß du anrufst. Ich schlafe nicht. Ich bin total überdreht.

Wir sind in New York. Wir haben hier nur einen kurzen Aufenthalt wegen einer Zwischenlandung. Aber nun sag, weißt du, wie der Frosch zum Prinzen wird? Was muß die Prinzessin für ihn tun, um ihn zu erlösen?

Na, sie küßt ihn, oder?

Nein! Du denkst dasselbe wie alle harmoniesüchtigen Träumer, alle die meinen, daß das Wunder der Erlösung im Kuß geschieht. Aber es stimmt nicht. Sie hat ihn an die Wand geschmissen. Stell dir das doch mal vor. Die Erlösung geschieht durch den Schmerz. Und wieso weiß das niemand? Wieso glaubt jeder, daß die Seligkeit im Kuß liegen muß? Obwohl doch alle das Märchen kennen und die Geschichte tausendmal erzählt wird? Helen, hörst du mich noch?

Ach, Viola, du bist die Beste. Ich freue mich so darauf, daß du wieder da sein wirst. Ich muß dir viel erzählen. Ach ja, warum schmeißt mich niemand an die Wand? Ich brauche die Erlösung auch. Wann kommst du? Ich kann es schon nicht mehr erwarten.

Was ist denn los mit dir? Du bist irgendwie, ich weiß nicht, so anders? Was gibt's Neues in Berlin? Und bei dir? Helen, was ist los? Weinst du?

Nein, ich weine nicht, oder doch, aber nur, weil ich so durcheinander bin.

Hast du dich verliebt?

Nein, nicht verliebt. Ich kann dir das am Telefon nicht erklären. Aber ich muß unbedingt mit dir reden.

Wir fliegen gleich weiter, müssen allerdings noch über Frankfurt, mit der letzten Maschine. Du weißt ja, es wird spät, bis wir in Berlin ankommen.

Ich hole euch ab, Viola. Was hältst du davon? Ich komme zum Flughafen, dann können wir zumindest ein paar Worte reden. Ich hab dir geschrieben, aber die Briefe liegen hier, und ich muß dir noch viel mehr erzählen, neueste Nachrichten, sozusagen druckfrisch. Ich habe eine ganz große Entscheidung, gerade eben, als du angerufen hast, getroffen. Und heute abend kann ich dir die ganze Geschichte komplett berichten. Ich freu mich schon.

Ja, ich auch, also bis später. Und denk daran, daß der Frosch an die Wand geschmissen wurde. Mir ist in diesen letzten Wochen hier auch allerhand klargeworden. Also, bis heute abend. Und hör mal, noch einen Satz: Es gibt mehr Schmerz, als du verlangst. Denk mal darüber nach.

[illegible]

Zwischenlösungen

Ariadne

Nein, nein, nein! Wie mit Feuer und Schwert überfällt der Schmerz den z ermürbten Körper, flammende Angst l odert auf, stürzt sich auf sein Her z, will es in der Hülle zerdrücken. Wie im Fieber sch ütteln Krämpfe in Wellen durch sein gemartertes Blut, heiss, erbarmungs los. Schrauben dr ehen sich durch M ark und Gebein. D er Körper ist gef angen im Netz der Verzweiflung. Mit Wucht presst sich aus dem Unendlich en ein Schmerz im Zeichen der Hölle auf ihn herunter. Die Nerven kochen

Mein Körper schreit nach seinem, nach mehr von diesem supergeilen, wahnsinnig Schönen. Ich kann gar nicht die richtigen Worte finden dafür. Es war süß und weich, aber zugleich auch von innen her wild wie ein Sturm, der über alles so hinwegfegte, daß kein Denken und kein Zögern und Zweifeln möglich gewesen wäre. Alles war gut, wie es war. Gut und richtig, irgendwie tröstlich. In seinen Armen fühlte ich mich geborgen, und mir war alles so klar und selbstverständlich. Bis dann plötzlich der Zweifel wiederkam. Was tust du hier eigentlich? Was soll daraus werden? Wer ist das, der mich in meinem Innersten berührt? Was will ich, außer Lust, mit ihm erleben? Ja, außer Lust! Aber damit war's dann auch schon vorbei.

Und jetzt? Was denkst du jetzt? Jetzt schreie ich innerlich nach dieser Lust. Jetzt würde ich für diese Lust alles tun. Aber nein, so ist es

in Hass und Panik
und tödlich zerst
örender Wut. Aber
sein Schrei kräch
zt nur als heiser
schluchzender Ruf
taumelnd, erstick
end, der Ohnmacht
nahe. Und er fäll
t auf seine Knie,
schlägt mit dem K
opf hart gegen di
e Wand, presst mi
t aller Kraft sei
ner Fäuste die Sc
hläfen, als würde
er seinen eigenen
Schädel zerdrücke
n. Legt dann erma
ttet die Stirn an
die rauhe und küh
le Wand und weint
und weint, tränen
los, kläglich und
unendlich allein.

Den Gesetzen wird
durch die Strafen
Festigung verlieh
en. Also sind Str
afen die einzelne
Anwendung für das
Gesetz. Strafen s
ind nicht um ihre
r selbst wichtig.

auch wieder nicht. Ich habe etwas begriffen, und das ist immerhin – na ja, schön wär's ja doch. Ach, ich weiß nicht. Alles kann man eben nicht haben.

Helen, was ist bloß mit dir los? So durcheinander habe ich dich ja noch nie erlebt.

Ja, das war aber schon vorher so und hat irgendwie schnurstracks hingeführt in dieses Zimmer dort im Interconti. Total irreal, mit diesem nackten Mann im Bett, der außer irgend so einer imponierend goldenen Uhr, einer Rolex wie im Werbespot, nichts anhat; dazu Dudelmusik, Schlagergesänge aus dem Radio im Nachtprogramm – und das übliche stereotype Mobiliar eines Hotels dieser Art –, ich könnte lachen, irgendwie hysterisch, sobald ich diesen Bildern meiner Erinnerung die Erlaubnis gebe aufzutauchen. Aber wenn ich aus anderen Ebenen Bilder abrufe, Erinnerungen, die mein Körper gespürt hat mit ihm, nur Lust, nur Genuß, die Lippen, die Haut – überall ein einziger Jubelschrei, als ob ich endlich gefunden hätte, wonach ich immer gesucht habe. Alles in mir Lust, gierig, pur und leidenschaftlich unersättliche Lust. Wenn ich dir davon erzähle, spür ich's sofort wieder, jede Pore mei-

Gerechte Strafen in Strenge und Kl arheit bezwecken, dass die Menschen in Respekt gehalt en werden. Um dem Bösen zu wehren u nd Schaden zu ver hindern, muss der Schrecken der Str afe durchgreifen.

Die Zelle, zählen der Schritte, hin und her, acht und acht und immer wi eder acht, zählen bis Zehntausender im Kopf schwirren und Sinnloses mit stumpfer Rhythmik versetzen. Zahlen kolonnen vom Kopf in die Füsse. Nur Zahlen können die Gedankenketten un terbrechen, Wortg ebilde, wie Irrli chter flackernde, gestammelte Wut. Schritte über den Steinfussboden hi n und her, Zahlen verleihen ihm die Kraft, um standha

nes Körpers schreit danach. Es war so total, daß ich die absolut komische und absurde Inszenierung wirklich in keinem Augenblick bewußt wahrgenommen habe. Aber genau dadurch ist mir im nachhinein ja klargeworden, worum es eigentlich ging.

Jetzt bin ich aber neugierig.

Ja, ich habe begriffen, daß etwas in meinem Körper existiert, also irgendwie in mir überhaupt, das, unentdeckt und trotzdem da, mein Leben, mein Denken, mein Handeln beeinflußt, ohne daß mir das bis jetzt klar gewesen wäre. Sex pur als Signal für einen Bereich, in dem ich mich nicht auskenne, der aber doch enorm wichtig ist. Das Ganze ist ja ausgelöst worden im Anschluß an den Matussek-Prozeß. Die Geschichte im Interconti war nur eine Fortsetzung.

Also, ich muß dir gestehen, Helen, daß ich diesen Zusammenhang ganz und gar nicht verstehen kann. In bezug auf die Sache Matussek ist meinetwegen die Rechtslage durch einen gewissen Wertewandel heute im Umbruch, aber was hat das mit deinem oder meinem Innenleben zu tun?

Ach Viola, nicht schon wieder so eine Diskussion. Deine kritische Einstellung wird sowieso nie-

lten zu können im Elend. Alles grau rundherum, Boden, Wände, Farbe abge blättert, Schrank und Bett, eklig, Toilette, eklig, Tisch und Sessel, abgenutzt, Tränen und Hass eingetra gen in Kerben und Risse. Unhörbares Leiden flüstert u nd füllt den Raum mit lautlosen und dennoch quälenden Worten. Die Augen schliessen und ins Waschbecken leise plätscherndes Was ser rinnen lassen, kühl und nass, um die Schmerzen weg zuspülen, aus der verwundeten Seele.

Unbegreiflich, in Verzweiflung, ohn mächtig massloses Erschrecken, hilf los wimmernde Wut und Angst, die im Inneren alles aus zulöschen scheint und wie eine Spir

mand mit Worten bewegen. Aber du hast ja selbst angedeutet, wie vieles dir in letzter Zeit endlich klargeworden ist – von selbst, oder gab's einen Anlaß?

Einen konkreten Anlaß nicht, die Zeit ist vorbei, da eine goldene Kugel in den Brunnen fiel, um in des Froschkönigs Märchenreich zu gelangen und damit Zaubereien in Gang zu setzen. Aber diese Reise war dennoch märchenhaft, Symbole allerorten. Vielleicht lag es auch nur an der Urlaubsstimmung.

Na ja, mag sein, daß deine Ideen aus dem Paradies der karibischen Tropen stammen, aber bei mir ist durch den Matussek-Prozeß irgend etwas berührt worden. Auf einmal war da ein fremder Klang oder ein Bild oder was weiß ich, das in meine Seele schlüpfte und von da aus weiterwirkte. Mein Körper sagt ja dazu, obwohl mein Denken nichts davon versteht und bisher wenig mit Unbegreiflichem zu tun hatte. Auch nicht mit maßloser Lust, mit Ekstase und der nur körperlichen Gier.

Ich wünsche mir, auch einmal so etwas zu erleben. Wenn ich mir nur in Gedanken vorstelle, daß…, aber das geht gar nicht, ich bin da ganz anders als du. Ein Mann, den

ale aus Schmerzen sich durch Körper und Denken zwingt. Kein Ausweg, kein Rettendes, allein und trostlos müde in der Zelle, die Schritte zählend, Zahlenreihen bild end und den Wahn sinn zähmend. Dem Schmerz, dem uner träglichen, entge genzutreten, alle Kräfte versammeln und ordnen, nutzb ar einsetzen, dem Erschrecken nicht hilflos ausgelief ert sein, handeln und etwas dagegen tun. Aber was?

Strafe, das Übel, das für ein began genes Unrecht auf erlegt wird. Eine Sanktion, die für Verletzung von Ge setzen und Normen im Rechtssinn als Sühne gilt und nu r unter der Vorau ssetzung einer ge gebenen Schuld zu

ich nicht liebe, kann keinen erotischen Effekt auf mich haben und mir sicher keine Lust auf Sex machen. Aber weißt du, Helen, immerhin habe ich jetzt verstanden, daß das Leben ohne so etwas auch nicht richtig verläuft. Ich hab einen wirklich hinreißend schönen Schmetterling am Strand zwischen den blühenden Büschen gefunden, der saß ruhig, mit aufgeklappten Flügeln, keine Bewegung, aber leise zitternd im Wind. Und als ich mich dann über ihn beugte, voll Bewunderung und staunend, sah ich, daß sich in seinem Körper Maden bewegten, denn er war tot. In seiner Schönheit war er ein Fraß für Maden. Nicht sein Tod war das Erschreckende, nein, seine Schönheit selbst war grauenhaft wie eine Fratze.

Und was war das?

Na ja, Schönheit als Zustand, in dieser starr gewordenen Form, wie eine Totenmaske von vergeblicher Sehnsucht und verlorenem Leben. Ich dachte an meine Mutter. Ihre Schönheit war für sie und leider auch für meinen Vater das erste, das Wichtigste und überhaupt das einzige – dann, zum Schluß. Unter dieser Hülle versteckte sie ihre Verzweiflung und ihren Haß. Erst nach ihrem Tod

rechtfertigen ist. Um eine sittliche Läuterung einzule iten, wird das be gangene Schlechte durch Auferlegung einer Strafe spür bar gemacht. Auch als Akt ausgleich ender Gerechtigke it ist die Strafe ethisch bedeutsam insofern sie sich von Vergeltung im Sinn der Rache zu unterscheiden hat und die Erziehung des zu Strafenden beabsichtigt.

Besuchszeit, kein Körperkontakt mit Besuchern, nichts aushändigen, kein Wort ohne Zuhörer und ohne Anwesenh eit Fremder.

Die Mutter kommt, steht unbewegt im Raum, wortlos ihm gegenüber, ruhig, gefasst und klar, wie immer. Der An walt hat sie bena chrichtigt. Souve

habe ich die ganze Misere erkannt. Sie war gewohnt, wo sie erschien, Bewunderung und Aufmerksamkeit zu wecken. Sie zu erobern war sozusagen ein Sport, eine Herausforderung für Männer, um dann damit zu imponieren, als wäre sie ein Ding, ein Besitz im Zeichen eines besonderen Status. Ich habe mich gefragt, in welche Art von Sex diese Beziehung dann wohl führen mußte? Und ich denke mir, daß meine Mutter vielleicht nie erlebt hat, ganz direkt und insgesamt begehrt und akzeptiert zu werden. Ihre Wirkung war immer das Wichtigste, so daß sie womöglich auch sexuell immer nur auf Wirkung achtete? Und was kann man dann schon selbst dabei erleben, wenn die Wirkung alles bedeutet? Und eigentlich ist mir jetzt erst bewußt geworden, daß sich in meiner Verweigerung genau dieses Dilemma versteckt. Aber, du Helen, jetzt bin ich schon da angekommen, wovon ich dir noch gar nichts erzählen wollte.

Ist es das, was dir im Urlaub so deutlich geworden ist?

Ja, weil Peter zum ersten Mal in all der Zeit, seit er mich kennt und umwirbt, plötzlich kein Verlangen mehr zeigte. Jetzt bin ich aber schon mittendrin, habe schon aus-

RÄN, FAIR, LOYAL,
MUTIG UND VERNÜNF
TIG KOMMT SIE SOG
LEICH, WIE IMMER.
UNERREICHBAR SIND
IHRE AUGEN, WIE I
MMER. IHRE BLICKE
ERFASSEN IHN – UND
BERÜHREN IHN DOCH
KAUM. SIE IST DA,
UND VON SICH GIBT
SIE NICHTS PREIS.
ERBARMUNGSLOS PRA
KTISCH, STARK UND
VERNÜNFTIG – WIE
IMMER.

geplaudert, was mich so beschäftigt, obwohl ich mir doch vorgenommen hatte, zuerst deinen Geschichten zuzuhören.

Jedenfalls, Zufall oder was auch immer, haben wir beide in dieser letzten Zeit merkwürdig viel mit Sex zu klären gehabt, oder? Jede auf ihre Art. Aber, Zufall, dein Name sei Matussek! Ich bin froh, daß du auch etwas erzählst, weil mir dadurch klarer wird, daß wir am gleichen Ort angekommen sind, auch wenn wir, wieder einmal, extrem verschiedene Wege gehen.

Weißt du, ich war ziemlich schockiert, als Peter zeigte, daß ich ihm mittlerweile mehr oder weniger egal bin. Na ja, so extrem auch wieder nicht, aber immerhin doch so, daß er nicht mehr drängt oder bittet oder versucht, mich zu verführen. Er ist lieb und nett und freundlich, wie eh und je, wahrscheinlich kann er gar nicht anders, aber ihm genügt jetzt auch diese eher freundschaftliche Beziehung. Und plötzlich, nach jahrelanger Weigerung meinerseits, mich für Sex zu begeistern, empfand ich sein Desinteresse als Skandal. Stell dir vor, es war plötzlich so, als würde er mir etwas entziehen.

Du hast dich daran gewöhnt, daß er immer das Sexuelle einforderte.

Ja, und weil das langsam immer seltener wurde, war ich anfangs darüber eher erleichtert. Urlaub war dann immer die Phase, wo er sich wieder sehr bemühte, alles schön arrangierte und so, damit ich möglichst willig war. Und jetzt, auf einmal, war auch im Urlaub nichts mehr davon zu bemerken.

Und da hast du plötzlich Lust bekommen?

Nicht gerade Lust, aber ich hatte Lust auf seine Lust, auf sein Verlangen und das entsprechende Verhalten von ihm, an das ich mich geradezu gewöhnt hatte.

Und darüber konntet ihr reden?

Ja, die Umgebung war traumhaft schön. Wir wanderten am Strand entlang, eine Richtung nur Sand, die andere ein wildes Korallenriff, die hinreißenden Farben dort und die unglaubliche Weite, ein flimmernd ferner Horizont, Sand, Himmel und Wasser, dazu das zeitlose Rauschen der Wellen und niemand unterwegs außer uns und Möwen, die zwischen Wind und Wasser kichernd und kreischend wie Kinder spielten. Wir konnten reden und schauen und ruhig genießen und miteinander schweigen. Wir waren einander so nah, wie schon lang nicht mehr. – Und dann hat Peter mir zum ersten Mal erzählt, wie weh ihm das alles immer getan hat, wie ihn meine Ablehnung schmerzte, und daß er sich als Versager fühlte, wenn es ihm wieder nicht gelungen war, mich zu verführen. Seine für mich oft so unbegreifliche Geduld beruhte auf Selbstzweifel und auf Unsicherheiten bezüglich seiner eigenen Potenz.

Und, was weiter, Viola?

Vielleicht habe ich Peter an diesem Tag zum ersten Mal wirklich wahrgenommen? Wir standen ziemlich außer Atem auf halbem Weg an einem steilen Berghang. Es war wahnsinnig heiß. Dort ist ganz nah am Meer eine Bergkette, von dichtem sattgrünem Wald bewachsen, wie ein Urwald voller Lianen und üppig wild wachsenden Schlinggewächsen. Vögel schreien irgendwo merkwürdig schrill. Das scheinbar träge, satte Grün der Pflanzen scheint etwas Lauerndes zu verbergen, eine dämonische Gefahr vielleicht. Jedenfalls ahnte ich so etwas Gefährliches, als ob Schlangen zwischen Lianenzweigen lauerten, und ich suchte, wie üblich, bei Peter Schutz. Und wir standen dort, ich rieche jetzt noch die sonnenstaubige Gluthitze des schmalen Pfades am Abhang, hinter uns der Wald, ich drängte mich an Peter, und er legte seinen Arm um mich, ganz automatisch, und da sah ich in seinen Augen Angst. Er starrte auf ein Geräusch, das im Busch vor uns merkwürdig raschelte.

Viola, das klingt ja abenteuerlich. Wart ihr allein?

Ganz allein, weit und breit niemand, und wir hatten beide in diesem Augenblick richtig Angst. Und dann entdeckten wir gleichzeitig einen kleinen Kolibri, der flatternd über einer Blüte hing, schwirrend, und dann wieder hinabstieß, um von dem Nektar zu kosten. Es war, als würden wir zugleich aus einer Erstarrung befreit. Wir spürten es beide und lachten und umarmten uns.

Oh, wie schön, ein echter Kolibri.

Ja, aber das Entscheidende war für mich Peters Angst. Nie zuvor hab ich mir Gedanken darüber gemacht, ob und wann und wie er Angst erlebt. Und da er kurz davor von der Unsicherheit erzählt hatte, die meine Verweigerung bei ihm auslöste, wurde mir plötzlich klar, das heißt, ich konnte auf einmal sehen, daß wir uns ja aneinander festhalten, daß er niemanden hat, der ihm Schutz geben könnte. Mich festzuhalten gibt ihm Sicherheit.

Das klingt ja wunderbar, Viola. Ich glaube, ich verstehe gut, was du meinst. »Und sie erkannten einander« heißt es in der Bibel.

Obwohl damit aber das Sexuelle gemeint ist. Liebe und Sex. Es stimmt auch. Dort, in dieser Situation von Nähe habe ich zum erstenmal das Bedürfnis gespürt, mich für ihn zu öffnen. Und meine gewohnheitsmäßige Abwehr wurde mir plötzlich als ein Mangel bewußt. Ich war über mich selbst traurig und zugleich froh, weil vieles auf einmal so klar wurde. Von da an haben wir miteinander in einer ganz neuen Weise geredet.

Jetzt verstehe ich, wieso dieser Urlaub für dich so ein besonderes Erlebnis war.

Ja, wie ein Neuanfang. Ich habe körperlich gespürt, wie sehr ich zu bin und wie unfähig und ungeübt, mich Peter zuzuwenden, Vorurteile und Abwehr en masse. Ich wollte dann gern mit ihm schlafen, einfach nur, um mich ihm hinzugeben. Hingabe, was für ein Wort, unmöglich für mich, ich kann es überhaupt nicht.

Du hast vielleicht ein bißchen viel auf einmal versucht und erwartet.

Schlimm genug, daß das zuviel sein soll. Ich hab Sex bisher so verstanden, daß ich schon viel gebe, wenn ich überhaupt mitmache. Daß das für mich selbst schön sein könnte, daß ich selbst Verlangen spüren könnte – nie! Und jetzt begreife ich, daß meine Mutter mir das schon so vorgelebt hat.

Aber dein Vater wohl auch, indem er sie zu seinem Zweck benutzte.

Sicher, nur das habe ich immer schon gesehen und hatte fest vor, daß mir das nicht passieren sollte. Nun aber verstehe ich, wie eines mit dem anderen zusammenhängt. Es ist so viel einfacher, Schuld festzustellen, als das Ineinanderwirken gegenseitiger Schwächen zu erkennen. Wir haben miteinander geweint, und die Tränen kamen aus Schmerz und Freude zugleich, weil wir so viel kapiert hatten.

Von draußen kommen kaum noch Geräusche in das Zimmer, in dem die beiden Frauen seit Stunden sitzen und reden, als hätte die Welt rundherum sich zur Ruhe begeben, nur dieses tiefe Versunkensein in ihre Gedanken und Worte, nichts anderes.

Viola, du weinst ja.

Helen steht auf, kniet vor Viola und küßt die nassen Augen der Freundin.

So viel verlorene Zeit, Helen, so viel vertan. Ob ich das jemals aufholen kann? Ich bin doch schon in so viel eingebunden und bin nicht mehr jung, wie soll ich denn all diese

Änderungen zuwege bringen? Ich habe versucht, mit ihm zu schlafen, aber in mir drinnen ist nichts, tut sich nichts. Und weil ich Peter nicht kränken will, bemühe ich mich und tu so, als wäre allerhand mit meinen Gefühlen und meinem Körper passiert. Andererseits bin ich sicher, daß das auch nicht die Lösung ist. Aber ich kann es doch nicht. Sag, Helen, erklär mir doch bitte, wie macht man das? Kannst du mir helfen?

Helen ist aufgestanden und steht jetzt am Fenster, schaut hinaus auf die nachtleere, dunkle Straße.

Ihr seid immerhin zu zweit, Viola. Du kannst mit Peter zusammen lernen, mit ihm reden und lachen und weinen. Das ist Liebe, und soviel ich weiß, ist das die einzig wichtige Voraussetzung, um miteinander zu lernen. Wenn ihr gemeinsam versucht, dahin zu kommen, dann werdet ihr es sicher auch erreichen.

Helen zählt alle für sie noch sichtbaren hellen Fenster rundherum, um die eigene Betroffenheit zu verbergen. Es gibt überall Menschen hinter diesen Fenstern, und alle sind einmal traurig und ein andermal wieder glücklich, denkt sie.

Ich will dir etwas von mir dazu sagen, Viola. Du weißt ja, mir ist selbst auch klargeworden, daß ich etwas ganz Wesentliches in meinem bisherigen Leben weggedrängt oder verleugnet habe. Ich kann zwar Lust spüren und genießen, aber ich bremse unvermutet, ohne daß ich das wirklich will. Das heißt, es bremst! Irgend etwas in mir beendet die Lust vorzeitig und gibt mir keine Chance, dann noch weiterzumachen. Ich habe entdeckt, daß es in mir eine Grenze gibt, wie einen eisernen Vorhang. Und weil ich das mit Anselm Kron jetzt deutlicher denn je erlebt habe, so absurd und zugleich wahrhaftig, bin ich fest entschlossen, eine Psychotherapie zu machen. Das war's, was ich mit meinem Entschluß meinte. Ich glaube nicht, daß ich das allein auflösen kann. Aber deine Geschichte ist ja insofern ganz anders, weil ihr miteinander auf der Suche seid. Ich beneide dich eher ein wenig, Viola, auch wenn du meinst, daß dir jetzt angst und bange wird. Als ich vorgestern in der Nacht vom Hotel so verwirrt nach Hause lief, spürte ich in mir eine Kugel, die durch meinen Körper rollte und die nicht zu greifen war. Ein Stein vielleicht oder ein Kristall? Jedenfalls etwas Heimtückisches, Grimmiges ließ sich nicht packen und droht mit irgend etwas Bösem.

Was meinst du mit einer Kugel, Helen?

Ich hatte das Gefühl, daß es in mir etwas gäbe, das sich entzieht und doch vorhanden ist, und ich wußte, es hat mit Macht, mit gefährlicher, irgendwie fremder Macht zu tun. Ich kann es dir nicht genauer erklären. Aber eben deshalb weiß ich, daß ich mit jemandem reden will, der sich auskennt. Ich spüre diese Grenze in mir; und dann mit dieser Kugel hatte ich Angst, daß ich vielleicht verrückt werden könnte. Daß ich durchdrehen würde, verstehst du?

Ja, obwohl ich mir das nicht vorstellen kann, aber wenn du so etwas denkst, solltest du unbedingt irgendwo Rat suchen, ob du wirklich so etwas wie eine Psychotherapie brauchst. Jedenfalls bist und wirst du auch nicht verrückt, oder wenn, dann liebe ich dich eben deshalb.

Viola steht auf und umarmt Helen und küßt sie plötzlich stürmisch auf den Mund. Oh, wie ich dich beneide um das Erlebnis mit diesem Mann. Ich habe noch nie in meinem Leben so etwas gespürt. Was du erzählt hast, klingt für mich wie von einem anderen Stern. Aber ich möchte auch einmal dahin kommen, obwohl ich gar nicht weiß, wie man sich das vorstellen soll. Aber gibt's das, daß einer so etwas gar nicht spüren kann?

Sie stehen jetzt miteinander am Fenster, schauen beide in die Dunkelheit hinaus, in das Großstadtdunkel, das immer von einem gleichgültigen und unbestimmbaren Licht gestört wird und sich deshalb nie endgültig ausbreiten kann.

Ich bin noch gar nicht so ganz angekommen, Helen,

etwas von dem märchenhaften Zustand dieses Urlaubs ist noch übrig. Der Gedanke, daß die Froschkönig-Verwandlung nur durch An-die-Wand-Schmeißen möglich ist, heißt ja, daß Veränderungen nicht schmerzfrei zu haben sind. Ich habe aber Angst vor dem, was weh tun könnte. Obwohl ich den Wunsch nach Veränderung und Wandlung auch ersehne. Es ist, als würde ich zu etwas hingezogen, vor dem ich zugleich zurückschrecke.

Und dein Satz »Es gibt mehr Schmerz, als du verlangst« heißt ja dann, daß Veränderung möglich sein müßte, mehr, als man sich vorzustellen vermag, wenn man sich nur auf das einläßt, wovor man Angst hat?

Oh weh, mir wird ganz komisch, wenn ich denke, ich soll mich bewußt und absichtlich auf etwas einlassen, das mir höchstwahrscheinlich höllisch weh tun wird. Ob das überhaupt geht? Vorsätzlich den Schmerz suchen? Ich bin doch nie mutig gewesen. Eher wehleidig oder gar feige. Und jetzt im Augenblick, Helen, tut mir zum Beispiel der Rücken weh von diesem stundenlangen, unbequemen Sitzen im Flieger gestern. Machst du mir eine Massage?

Und mit den einschmeichelnden Gesten einer kleinen Katze zieht Viola den Pullover und das Hemdchen aus und legt sich auf die Couch. Du kannst das so gut, Helen. Du hast Zauberkraft in deinen Händen. Komm, gib mir ein bißchen davon. Vielleicht macht es mich stärker?

MUTTER! KLEINLAUT DAS WORT, KLEIN UND IN SICH GEDUCKT STEHT KURT MATUSSEK VOR SEINER MUTTER. DIE ROHE GEWALT IN DER ZELLE HAT IHN BEREITS ZUGERICHTET, ALS WÄRE ER GEPRÜGELT WORDEN. GUTEN TAG, MUTTER.

MEIN SOHN, SAGT SIE UND GIBT IHM DIE HAND.

KEIN KÖRPERKONTAKT. DAS HAT AUCH SIE BEREITS ERFAHREN, ALS SIE DURCH DIE ALLES KONTROLLIERENDE, infam ihren Körper abtastende Eingangsschleuse kam. Gleichgültige und doch arrogante Hände und Blicke haben sie wie ein Objekt behandelt. Sie hat die Vorschriften zur Kenntnis genommen, wurde in den Besuchsraum gebracht und steht ihm jetzt gegenüber. Um ihre Erschütterung zu meistern und ihr Erschrecken zu verbergen, sucht sie nach ihren vorbereiteten Worten. Sie sei vom Anwalt benachrichtigt worden, komme um zu fragen, was er brauche, habe aber bereits, auf Anraten des Anwalts, Wäsche mitgebracht, neugekaufte Wäsche, denn seinen Kompagnon habe sie noch nicht angerufen, dessen rüden Ton wollte sie möglichst vermeiden. Und ausserdem wisse sie ja nicht, ob, von wem und wie weit er informiert sei.

Die freundlich ruhige Stimme der Mutter mit ihrem von jeher bekannten, geschäftsmässig praktischen Ton gibt ihm Halt, umfängt ihn. Er spürt in allen Fasern seines Körpers, wie er zu ihr hingezogen wird, zu ihr flüchten will, um an ihrer weichen Brust zu weinen, alle seine Tränen auszuweinen. Er möchte ihre Arme schützend um sich spüren. Sie soll ihn festhalten, bis alles wieder gut wird. Aber dann hört er die unerbittlich kalte Art, wie sie das Wort »dein Kompagnon« ausspricht, und weiss, dass sie auch jetzt, oder jetzt erst recht, sein Haus nicht betreten wird. Unnachgiebig konsequent, wie immer. Und er weiss, diese Hände haben ihn nicht mehr zärtlich gestreichelt, soweit seine Erinnerung zurückreicht. Die gute Mutter war liebevoll für ihn da, tat praktisch und vernünftig, was für ihn nötig war, griff dann ordnend ein, wenn er ihre Hilfe brauchte, aber sie hatte keinen Sinn und keine Ruhe für das, was sie Müssiggang nannte, Zeitverschwendung.

Er hört sie sprechen und weiss nicht, was er dazu sagen soll. Was braucht er? Was soll sie ihm bringen oder schicken? Gibt es irgendwelche Angelegenheiten, die sie für ihn regeln oder organisieren soll?

Sie fragt nicht, warum und was mit ihm passiert ist. Was weiss sie? Wie weit ist sie informiert? Hat der Anwalt, ohne mit ihm Rücksprache zu halten, Bericht erstattet? Und, als hätte sie seine Gedanken gelesen, redet sie an ihm vorbei, irgendwo hinter ihm gegen die Wand, dass leider in der Bild-Zeitung ein Bericht über seinen Prozess erschienen sei, vielleicht auch noch in anderen Zeitungen. Das wisse sie aber nicht genau. Sie habe seinen Anwalt gefragt, dagegen könne man nichts tun, Daten und Fakten und Urteil seien öffentliches Gut. Darüber will sie jedoch jetzt mit ihm nicht reden. Erst einmal seien wichtigere organisatorische Probleme zu lösen. Dabei benötige er sicher Hilfe. Alles andere habe Zeit.

Ihre selbstsichere Loyalität stärkt ihn. Endlich kann er auch reden. Wir gehen ja sofort in Revision, sagt er mit belegter Stimme, und er sieht sich um in dem Raum, in dem sie miteinander sitzen, sieht das abgeblätterte Grün der Wände, riecht endlich auch bewusst die muffige Luft des unbewohnten Raumes, richtet sich innerlich auf und sagt: Das kann nicht lang dauern hier.

Und, als hätte er jetzt erst die Nachricht über den Zeitungsbericht verstanden, fragt er mit erneut brüchig gewordener Stimme: Könntest du mir den Zeitungsbericht zukommen lassen?

Sie wollte ohnehin, aber der Anwalt werde noch kommen und ihm alles Diesbezügliche mitbringen, daher habe sie ihren Bericht behalten.

Kleinlaut fragt er nicht weiter, was genau darin steht, aber er weiss jedenfalls, dass Ferdinand, Ulrike und im Studio alle jetzt wissen, alle über ihn reden. Und doch oder gerade deshalb müssen jetzt Kontakte hergestellt, Entscheidungen getroffen werden. Die Mutter, die wegen ihrer Geringschätzung von Sportgeräten als Ausdruck der modern gewordenen Faulheit, eigentlich aber wegen ihrer unerbittlichen und in gegenseitigen Kriegserklärungen gefestigten Abneigung gegen Ferdinand das Studio nie betreten hat, will und kann er in Abwicklungsprobleme jetzt nicht einbeziehen. Aber wann kommt Dr. Wagner? Hat sich sonst irgend jemand gemeldet? Gibt es bereits irgendwelche Reaktionen, die die Mutter erreicht haben? Hat jemand sie angesprochen?

Kurt Matussek spürt dieses Zögern in seinem Inneren. Eine Vorsicht, die dem Sehnsuchtswunsch entgegensteht, mit der Mutter zu reden, sich zu offenbaren. Er kennt diesen inneren Konflikt und spürt ihn wie eine selbstauferlegte Verhinderung.

Ein eiskaltes Weib ist deine Mutter, hatte Ferdinand gesagt, und Kurt wusste genau, was er meinte. Zuverlässig und tüchtig war die Mutter immer gewesen, sie hatte in ihrem kleinen Café alles im Griff, war immer für jeden da, der sie brauchte. Und auch Kurt durfte sich ihrer praktischen Bereitschaft jederzeit sicher sein. Sie war Vater und Mutter zugleich für ihn. Aber manchmal war er dabei, wenn andere Mütter mit diesem glücklichen Blick ihre Kinder streichelten, seine Kameraden, oder wenn in zärtlichen und tausendfach geübten Berührungen sich ein Bündnis offenbarte, das er vermisste; sehr schmerzlich zuerst, später dann trotzig, bis die Sehnsucht sich endlich in Ironie verwandelte.

Aber hier und heute spürt er wieder die Sehnsucht, in ihren Armen den Schmerz vergessen zu können. Er kämpft gegen einen Sog, der ihn zu ihr hinzieht, als ob sich dort alles auflösen könnte, aller Wahnsinn dieses Zimmers, in dem sie sitzen, bewacht und von Feindseligkeit umgeben. Und um Widerstand aufzubringen gegen diesen alles auflösenden Sog, sucht er in gewohnter Weise nach den ihm fremden und Abstand signalisierenden Zeichen an ihr. Er sieht ihren schmalen, unsinnlichen Mund und die Augen, die seinem Blick nicht standhalten können, und er lacht wie eh und je, wohl wissend, dass durch nichts anderes die Mutter mehr zu irritieren ist, vielleicht wegen der unübersehbaren Geringschätzung in diesem Lachen.

Was gibt es hier zu lachen? pflegte sie dann fragend zu kommentieren, worauf er, seit er den Joseph-Roman von Thomas Mann gelesen hatte, immer antwortete: Ich lache mich scheckig. Sie verstand zwar nicht die List, die in dieser Anspielung verborgen lag, aber jedesmal war das kleine Wortspiel zwischen ihnen Symbol für einen Kampf, den er als Sieger verliess.

Heute fragt sie nicht, was es zu lachen gebe, aber ihr irritierter Blick verrät, dass die Anspielung gelingt. Und dann überlässt er der Mutter die praktische Ordnung der notwendigen Beschaffungen.

Sie geht jetzt, und er weiss, dass sie alles zuverlässig erfüllen wird, um ihm im Gefängnisalltag die wichtigen und nötigen Bedarfsartikel zukommen zu lassen. Aber die Fragen bezüglich des Studios bleiben unangesprochen und müssen über Dr. Wagner geklärt werden.

Während er sich nun, bis zum Besuch Dr. Wagners, klare Strategien für die Weiterführung des Studios ausdenkt, merkt er, dass ihm die Beschäftigung mit einer Aufgabe hilft, der drängenden Verzweiflung Widerstand entgegenzusetzen. Er beginnt zu begreifen, dass nicht Hoffnung auf ein schnelles Vorbeigehen der Zeit ihm helfen wird, den Alltag zu bewältigen, sondern dass ein Konzept zur Ausfüllung der Zeit notwendig ist. Ein Konzept, das auf seinem Willen und seinen eigenen Entscheidungen aufbaut und ihm somit Bewusstsein seiner selbst vermittelt.

Den Besuch des Anwalts absolviert Kurt Matussek bereits im Sinn dieser neuen Strategie. Er bittet Dr. Wagner um Benachrichtigung Ferdinands wegen eines Gesprächs über wichtige Regelungen des Studio-Ablaufs und lässt sich die Unterlagen zur Revisionseinreichung vorlegen.

Die Ruhe und Gefasstheit Kurt Matusseks verwundert den Anwalt und irritiert ihn. Er hat ihn anders erwartet. Den Revisionsantrag trägt er mit unklaren Voraussagen über Dauer und Wahrscheinlichkeit der Entscheidung vor. Die Rückfragen des Mandanten verwirren ihn.

Sie sprechen den Prozess, die Urteilsfindung und die möglichen Fehler ihrer vormaligen Strategie durch, um jetzt zu neuen Ergebnissen kommen zu können. Ohne Grund verweist Dr. Wagner sehr heftig auf seine Annahme, dass das Gericht mit diesem Urteil ihn ganz persönlich habe treffen und verunglimpfen wollen.

Und Kurt Matussek muss enttäuscht bemerken, dass dieser berufserfahrene Mann wie ein Anfänger rudert, um eine nicht gelungene Arbeitsleistung zu kaschieren. Er hat seinen Anwalt gewählt, weil er dessen gelassenen Umgang mit dem heiklen Thema vertrauenerweckend empfand. Im nachhinein muss er feststellen, dass Dr. Wagner nicht halten kann, was er zu versprechen schien.

Diese Erkenntnis trifft Kurt wie ein Schlag. Mit kühler Klarheit begreift er plötzlich, dass sein Thema rundum Verunsicherung und Entmächtigung hervorbringt. Gewalt und Sexualität werden zu einer explosiven Mischung, die nicht unbefangen berührt werden kann. Keiner kann sich der beängstigenden Drohung entziehen, die dieses Thema in sich trägt. Überall wird die professionelle Routine alltäglich eingeübter Sicherheit von diesen, ihm normal erscheinenden Erfahrungen in Frage gestellt werden. Das kläglich kleine Menschliche erscheint, bleibt übrig, wenn die Sicherheit gebenden Stützen beruflicher Betätigung und familiären, privaten Lebens im Alltag nicht mehr ausreichend Halt geben.

Helen Schmidt sitzt im Wartezimmer von Dr. Cziczeck, er ist Facharzt für Neurologie und Psychiatrie, empfohlen von der Frauenärztin, die Helen gut kennt. Helen sitzt allein in dem altmodisch eingerichteten Raum. Der Lärm der belebten Kantstraße klingt wie fernes Rauschen. Die samtartigen Vorhänge lassen den sonnigen Apriltag kaum hereinleuchten. Helen sitzt in einem tief durchhängenden, dunklen, geschnitzten und plüschbezogenen Sessel, starrt auf die bunten Titelseiten irgendwelcher Hefte, die auf dem Tisch vor ihr liegen. Draußen im Vorraum hört sie die Sprechstundenhilfe telefonieren. Am liebsten würde sie gleich wieder gehen. Sie spürt ihre innere Abwehr und weiß, daß diese Einrichtung der Praxis nicht zu dem Arzt passen kann, den sie sucht.

Helen überlegt noch einmal, wie ihr Problem zu benennen sei, was sie sagen wird. Sie will eine Psychotherapie machen. Aber warum eigentlich? Die Gynäkologin, die sie seit Jahren kennt, hat bereits so gefragt, und da hat Helen bemerkt, daß sie nicht aussprechen konnte, was in ihren Gedanken vorformuliert bereitlag. Sie hat ganz allgemein Unklarheiten benannt, und zum Glück fiel ihr dann die Trennung von Robert als guter Grund ein, sich verunsichert fühlen zu dürfen.

Aber für dieses Gespräch hat sie sich vorbereitet. Sie wiederholt jetzt innerlich, was sie sich zurechtgelegt hat. Sie will von Schlafstörungen und Alpträumen reden, die sie seit dem Scheitern ihrer Ehe verfolgen. Dadurch würde auch ihre berufliche Leistungsfähigkeit behindert, und sie könne sich nicht ausreichend konzentrieren. Sie habe außerdem manchmal Angst, unvorhersehbar grundlose Panik, die einfach so über sie komme...

Alpträume und Angst seit der Trennung von Robert, das ist richtig und doch nicht die Wahrheit. Aber wie soll man das beschreiben, was diffus unklar im Inneren gärt? Mit welchen Worten kann man einem fremden Menschen die geheimsten Gedanken eröffnen? Es ist schwer, über zärtliche Sehnsucht und Zerbrochenheit, Haß und Rache zu reden und über die unaufhebbare Spannung zwischen Begehren und Vernichten, die beide untrennbar an Befriedigung gebunden sind. Ein Stück veranstaltete Offenbarung zu leisten als Obolus, als Beschwörungsformel und Bittgesuch?

Im Vorraum werden Türen bewegt und Worte gemurmelt. Die Sprechstundenhilfe fordert Helen Schmidt auf, jetzt in den Behandlungsraum einzutreten.

Hinter einem riesigen Schreibtisch sitzt ein kleiner, uralter Mann, schreibt, hebt kaum den Kopf und zeigt in angedeuteter Geste, daß Helen Platz nehmen soll. Seine Worte sind kaum zu verstehen, er fragt leise nuschelnd, mit welchen Beschwerden Helen zu ihm käme, und hebt nun zum ersten Mal den Blick. Ein rasches Lächeln huscht zur Begrüßung über seine Augen.

Die vorbereiteten Worte bleiben Helen im Hals stecken. Sie stammelt, daß sie von ihrer Gynäkologin geschickt worden sei wegen Angst und Alpträumen, die immer wieder gleichartig auftreten und sie verfolgen.

Der Arzt fragt nach Schmerzen, Krämpfen, Taubheits- und Lähmungsgefühlen, Helen verneint. Er fragt weiter nach Sehstörungen oder Anzeichen von Erschöpfung. Das seien nicht ihre Probleme, kann Helen nun formulieren. Ihre Ärztin habe empfohlen, Dr. Cziczeck aufzusuchen, weil sie sich in letzter Zeit durch Angstträume beunruhigt fühlte.

Gleichgewichtsstörungen, versteht Helen und soll nun auf seine Veranlassung durch den Raum hin und her gehen und sich dann auf die Untersuchungsliege setzen. Ja ja, sagt er, während sie geht, ja ja, während er ihren Kopf dreht, sie ihren Hals dehnen läßt, Mund und Augen, geöffnet und geschlossen, untersucht. Ja ja, immer wieder, wenn sie ihre Beine gegen seinen Widerstand heben und senken soll und ihre Reflexe durch Klopfen mit dem Hämmerchen geprüft werden. Sie muß die Finger zur Nase und rasch einzeln aneinanderführen, und zu jedem Ablauf nuschelt er sein ja ja und nickt mit dem Kopf.

Dann untersucht er ihre Fußsohlen und die Bauchdecke, den Rücken und den Kopf, klopft und drückt, kitzelt und kneift und murmelt dazu ja ja. Helen läßt die Prozedur über sich ergehen, halb belustigt, halb entrüstet, aber ohne Widerstand. Und während er andeutet, daß sie sich wieder an den Tisch setzen möge und sich dabei selbst auch wieder auf seinen Platz gegenüber setzt, sagt er leise, wie zu sich selbst: Analyse, machen Sie Analyse. Ja, aber wo und bei wem, fragt Helen nun endlich.

Dr. Cziczeck reicht ihr eine Visitenkarte aus einem kleinen Schächtelchen, das vor ihm auf dem Tisch steht. Er murmelt etwas Unverständliches, und dann: Rufen Sie an, telefonieren Sie. Plötzlich streckt er seinen Arm weit über den Schreibtisch, hebt endlich wieder den Kopf und lächelt Helen ermunternd an. Helen ergreift die gebotene Hand, verabschiedet sich und stolpert aus dem Zimmer hinaus, verläßt mit einem kurzen Gruß die Praxis und fühlt sich draußen auf der Kantstraße wie in einer anderen Welt. Menschen eilen vorbei, Autogestank und Lärm hüllen sie ein.

Sie schüttelt sich. Jetzt brauche ich einen Cognac. Sie fühlt sich matt und wirr im Kopf und muß zuerst einmal ihre Gedanken ordnen. Aber nicht ins Café Hegel, gleich über den Savigny-Platz, das wäre jetzt zu überfrachtet mit anderen Erinnerungen. Langsam spaziert Helen hinüber ins Literaturcafé in die Fasanenstraße. Der sonnige Apriltag verbreitet lächelnde Vorfrühlingsstimmung. Im Garten des Literaturhauses zwitschern im ersten zarten Grün die Vögel, eine Amsel singt. Man kann noch nicht draußen sitzen, aber der Blick vom Wintergarten hinaus auf die buntverstreuten Krokusse im sprießenden Wiesengrün tut gut, und die Luft, die durch das offene Fenster hereinweht, riecht schon nach dem kommenden Frühling.

Helen bestellt Kaffee und Cognac und gewinnt langsam die innere Ruhe zurück. Der erste Schluck Cognac bewirkt sofort diesen warm aufsteigenden Druck bis unter die Schädeldecke, der sich dann weich und wohlig im ganzen Körper verteilt. Jetzt, im nachhinein, spürt Helen auf ihrer Haut wie unangenehm die Berührungen dieses Mannes waren, der als Arzt zudringlich und zugleich aber auch empörend gleichgültig wie ein technisches Gerät war.

Unmöglich, sich an einen von ihm empfohlenen Analytiker zu wenden. Aber wie findet man einen Psychotherapeuten? Das Telefonbuch ist voll davon. In den Stadtmagazinen drängen sich Psychoanzeigen. Heute wird vom Psychoboom gesprochen. Was bis vor kurzem noch als Makel galt, hat sich zum Statussymbol gewandelt, einem modischen

Accessoire vergleichbar. Und deshalb möchte Helen nicht im Freundes- und Bekanntenkreis nach deren Erfahrungen mit Psychotherapie herumfragen.

Sie will einen anderen Weg finden. Und während Helen in Gedanken auf der Suche nach einer Lösung ist, fällt ihr wieder das Gespräch mit Anselm Kron ein, als es darum ging, durch konzentriertes Vorstellen die Wirklichkeit herzustellen, die man sich wünscht. Im nächsten Moment wird Helen klar, daß sie unbedingt mit einer Frau über ihr Thema sprechen will, und sie spürt, daß sie schon ein Stück weitergekommen ist.

Ein Plakat an der Wand verspricht eine Ausstellung über den spektakulären Kraftakt im Labyrinth zu Knossos, die Geschichte machende Tat des Helden mit dem Titel: *»Theseus überwindet den Minotaurus.«*

Helen schnuppert an dem betörenden Duft des Cognacs und läßt dazu den bitteren Geschmack des schwarzen Kaffees im Mund zergehen. Sie denkt an Ariadne, die dem Theseus mit einem Garnknäuel zum Sieg verhalf, ihm den Weg aus dem Labyrinth herausfinden half, um dann verlassen zu werden. Heldenverehrung wird immer wieder zum Motiv für die Gestaltung von Selbstdarstellung und allen anderen Inszenierungen. Aber den Faden der Ariadne suchen, im Notgesang der Hoffnung, das ist und bleibt unser aller Leben.

Über die Stufen vom Garten herauf kommt leichtfüßig und beinahe tänzelnd, in unverwechselbarem Gang, ein Mann; er sieht sie, sie erkennen einander, er kommt auf sie zu, freudig lächelnd, streckt ihr seine Arme entgegen. Helen, du siehst wunderbar aus! Wie machst du das nur, daß du immer schöner wirst?

Paul, Du liebenswerter Charmeur, immer findest du das liebenswürdigste und schönste Kompliment. Wie machst du das nur?

Sie umarmen einander lachend. Paul biegt Helen sanft an

den Schultern zurück, so daß er sie genauer sehen kann. Also wirklich, Helen, so viele Jahre nicht gesehen und gleich wieder das aufregende Herzklopfen wie eh und je. Was machst du? Wie geht's dir? Ich freue mich, daß wir einander wiedersehen. Darf ich mich zu dir setzen, oder wartest du auf jemanden?

Ich genieße das Frühlingsahnen hier, weil ich noch ein Stündchen Zeit habe. Komm, setz dich zu mir. Wir haben einander ja mindestens zehn Jahre nicht mehr gesehen. Du bist so charmant geblieben wie früher. Und sonst, was ist sonst geblieben, und was hat sich geändert?

Tja, ich bin genauso neugierig, was in deinem Leben in all den Jahren passiert ist? Von mir ist nicht viel zu erzählen. Ich bin weiterhin mit Tara verheiratet, jetzt haben wir zwei Söhne, den älteren, Sebastian, kennst du ja, der ist mittlerweile schon fünfzehn, und Thomas ist auch schon fast elf. So lang soll es her sein, seit wir uns zuletzt gesehen haben?

Ja, ihr seid damals irgendwohin nach Südamerika gezogen, als Robert und ich heirateten. Zuerst gab's noch einige Briefe, aber dann... Und irgendwer hat mir mal erzählt, daß ihr wieder hier seid, aber unsere Wege haben sich nicht mehr gekreuzt.

Bis heute, zum Glück. Und du? Erzähle.

Warte mal, sag erst noch, wie geht's euch mit den zwei Kindern? Das klingt ja nach richtigem Familienleben.

Ja, Familienleben, sicher, Kinder sind eben ganz eigene Persönlichkeiten, aber Tara und ich haben eine Praxis, zu Hause, miteinander, und außerdem arbeite ich noch in der Klinik, wie früher.

Arbeitest du immer noch so viel wie früher? Oder haben die Kinder dich verändert? Und warum seid ihr überhaupt aus Peru, oder wo wart ihr, zurückgekommen?

Also Helen, du fragst und fragst, willst du über dich nichts erzählen?

Na ja, vielleicht stimmt das. Außer daß ich seit kurzem Vorsitzende Richterin hier am Landgericht bin, ist nicht viel Positives zu berichten. Nein, nein, ich will nicht klagen, mir geht's gut, aber in meinem Leben hat sich nichts nennenswert Neues ereignet.

Du hast deine gesamte Energie in den Beruf gesteckt?

Ja, als Juristin hat man wahrscheinlich weniger Chancen, Beruf und andere Interessen zu verbinden – besonders als Frau. Entweder man ist bereit, den vollen Einsatz zu bringen, oder es bleibt bei irgendeinem Job in der Verwaltung.

Und Robert?

Das ist nicht mehr.

Ihr habt euch getrennt?

Ja, voriges Jahr, nach etlichen Ansätzen und immer wieder neuen Versuchen. Aber dann ging nichts mehr, wir haben nur noch Vorwürfe füreinander gehabt.

Paul sieht, daß Helen kaum darüber sprechen kann, nimmt ihre Hand und küßt sie. Das tut mir leid, Helen, aber andererseits kann ich mir dann vielleicht doch wieder Hoffnungen machen?

Helen lächelt mit Tränen in den Augen.

Ich dachte, daß ich schon besser darüber reden könnte, aber dein Familienglück hat mich wahrscheinlich direkt an einem wunden Punkt erwischt. Und außerdem bin ich im Augenblick sowieso irgendwie durcheinander.

Durcheinander?

Na ja, ich weiß nicht so recht.

Midlife-crisis, Helen? Du? Hast du denn nicht zahllose Verehrer, die deine Türe belagern?

Na klar, tausend Bittbriefe, ganz abgesehen von den Dankschreiben, aber Paul, keiner wie du – und du bist ja vergeben.

Schrecklich, sich im Leben für eine Frau entscheiden zu müssen. Das ist unmöglich.

Die meisten schaffen es nicht einmal, eine gelingende Beziehung mit einem Menschen lebendig zu halten. Und in den meisten Fällen ist das Ausweichen auf mehrere nur ein Ausdruck für das Scheitern der einen Liebe, oder?

Du hast es wieder glänzend auf den Punkt gebracht. Aber andererseits war ich gestern in einem Vortrag, den eine Psychologin an der Uni hielt. Und sie hat ein Konzept vorgestellt, das sie Sensuelle Individuation nennt. Da geht es um möglichst bewußte Auseinandersetzung mit Sexualität, darum, Bewertung und Schuldverteilung zu vermeiden und dadurch Ambivalenzen zu entdecken, die ihrer Meinung nach nicht zu überwinden oder gar aufzulösen, sondern eigentlich die Basis für Aufbau und Entwicklung von Selbstbewußtsein sind. Und ich war total fasziniert.

Von der Frau oder von dem Konzept?

Sowohl als auch, jedenfalls hat es mich sehr bestätigt in meiner Idee, daß das Sexuelle entwicklungsfähig ist und mit allen anderen Eigenschaften zusammenhängt, wenn man sich nur wirklich bewußt damit befaßt.

Aber wer kann das überhaupt?

Jeder. Man muß es nur tun.

Man muß es nur tun. Wie du das sagst, Paul.

Helen schaut nachdenklich in den Garten hinaus, lächelt dann kopfschüttelnd und wiederholt: Man muß es nur tun. Wie immer man es dreht und wendet, es stimmt in jedem Fall. Nur manchmal geht es eben nicht.

Das kommt auf den Versuch an, antwortet Paul.

Nein, so hab ich es nicht gemeint, was du jetzt wieder denkst, lacht Helen.

Aber du meinst, daß das, was ich denke, durchaus geht?

Verflixt, nein, ich meine, ja, natürlich geht es, rein theoretisch, aber wie es dann ist, ob man dabei, also, ob mehr passiert als nur, es zu tun.

Ja, aber das kann doch nur durch das Tun entstehen.

Irgendwie ist das ein Teufelskreis. Glaub mir, Paul, zur Zeit beschäftigt mich diese Frage ganz zentral. Du hast genau das angesprochen, worüber ich die ganze Zeit nachdenke. Aber ich stoße mit meinen Gedanken quasi an eine Betonwand. Ich komme nicht dahinter.

Ich kann mir durchaus vorstellen, dir zu helfen, durch diese Sperre durchzustoßen, sozusagen in alt bewährter Freundschaft ein Stößchen zu geben, schmunzelt Paul.

Unwahrscheinlich, nach allen bisherigen Überlegungen in letzter Zeit, daß die Lösung einfach in einem Stößchen liegt, lacht Helen zurück. Du hast die Gabe, das alles so simpel auszusprechen, als gäb's keine Komplikationen für dich.

Welche Komplikationen meinst du denn?

Ich kann es nicht einmal richtig benennen, aber, Paul, ich muß jetzt aufhören weiterzureden, erstens weil ich nicht gern über mein Innenleben spreche, auch wenn du Arzt bist und ein Freund und überhaupt verständnisvoll, aber zweitens auch, weil ich gehen muß, die Pflicht ruft. Arbeit lenkt ab von zuviel Grübelei.

Also, diesmal dürfen wir aber bis zum nächsten Wiedersehen nicht so lang warten. Ich kann ja nur spekulieren, wie dein Problem zu lösen wäre, aber erlöse mich wenigstens von meiner Sehnsucht und melde dich.

Paul holt aus seiner Brieftasche eine Visitenkarte. Ruf mich an. Ich warte. Ach, und übrigens, hier ist von der Psychologin gestern die Karte. Soll ich dir ihre Nummer aufschreiben? Vielleicht hilft es dir, mit ihr zu reden.

Ja, das ist vielleicht die Idee, Paul. Und du kannst in nächster Zeit mit meinem Anruf rechnen. Ich freue mich schon, mit dir bald weiterzureden. Auf Wiedersehen.

Sie umarmt ihn mit stürmischer Begeisterung und verläßt das Lokal fröhlich und zuversichtlich, ihren Fragen und damit auch deren Lösungen ein Stück näher zu sein.

Ferdinand wird das Studio weiterführen, bis Kurt kommen und seine Arbeit wieder aufnehmen kann.

Gleich nach dem Bekanntwerden von Kurts Verhaftung hat Ferdinand alles zu ordnen und zu organisieren begonnen, hat sich um die Gruppen gekümmert und normale Alltäglichkeit im Studio verbreitet, um den ungestörten Verlauf zu unterstützen. Den Anruf des Anwalts erwartete Ferdinand bereits und kam dann gleich zu Kurt.

Das Gespräch zwischen ihnen ist so vertrauensvoll ruhig und selbstverständlich, als hätte Ferdinand sowieso von Kurts heimlichen nächtlichen Unternehmungen längst mehr gewusst, als dieser ahnte. Kurts misstrauische Vorsicht wird unbedeutend. Ferdinand spricht zwar das eigentlich problematische Thema nicht an, spricht auch nicht über Schuld oder Strafe, aber er lässt keinen Zweifel daran, dass er Kurt in dieser schwierigen Situation mit all seinen Möglichkeiten unterstützen wird. Sie verabreden Punkt für Punkt, als säßen sie miteinander im Büro, führten ein Arbeitsgespräch in gewohnter Weise und würden nur Kurts Urlaub organisieren.

Erst später, von bedrängender Einsamkeit in der Zelle überwältigt, spürt Kurt ein Tohuwabohu in seinem Herzen entstehen, als würde ein Gewitter aufziehen. Arglistige Vermutungen zucken wie Blitze, rachsüchtige, drohende Flüche grollen hinterher. Fassungsloses Nichtbegreifen und Nichtgeübtsein in Freundschaft und Nähe verwirren Kurts gewohnte Abwehrstrategien, die ja ohnehin durch den empörenden Sicherheitsverlust seit der Verhaftung nicht mehr entsprechend funktionieren.

Ob Ferdinands Bericht seiner Antworten auf

gehässige, kritische Neugier der Studiogäste und auf Anrufe dieser zudringlichen Reporter stimmte? Oder wollte er Kurt nur beschwichtigen und beruhigen? Kurt versucht immer wieder, sich einzelne Gesten und Worte Ferdinands in Erinnerung zu rufen, um genau zu überprüfen, wo Anhaltspunkte für betrügerische Absichten stecken könnten. In einem inneren Disput wiederholt er seine zermürbenden Zweifel und wälzt sich auf dem schmalen Bett unruhig hin und her, kann nicht ruhiger werden, kann nicht einschlafen.

Im Halbschlaf träumt er einen früher in Kinderzeiten oft vorgekommenen Traum, den er aber seit vielen Jahren scheinbar vergessen hat. Er sieht sich selbst als kleinen Jungen, kaum dem Kinderwagenalter entwachsen, mit den Eltern auf einem fremden ländlichen Bahnhof den Zug erwarten. Die Eltern halten ihn beide an der Hand. Der Bahnsteig reicht bis an einen Berg, durch den ein dunkler Tunnel führt. Alle Leute blicken erwartungsvoll dorthin. Man hört den schrillen Pfiff der Lokomotive im Berg den nahenden Zug ankündigen. In dem Augenblick aber braust nicht der Zug, sondern ein gewaltiger Tiger aus dem Tunnel fauchend über die Gleise heran. Bevor jedoch irgend etwas passieren könnte, wird Kurt von der Mutter in einen Vogel verwandelt und sitzt geschützt in einem Käfig, den die Mutter fest in der Hand hält. Er ist in Sicherheit und wacht auf.

Kurt Matussek liegt in seiner Zelle im Bett. Er denkt über diesen Traum nach, den er als Kind oft und gern geträumt hat. Der Schrecken, der ihn mit einem leichten, wie elektrischen Schlag immer berührt hat, wenn der Tiger aus dem Tunnel kam, löste sich jedesmal wieder im wohligen Gefühl von Geborgenheit auf, wenn er in Sicherheit war, verzaubert und gerettet durch die Mutter. Diesmal aber scheint ihm der Traum symbolisch die Gefangenschaft vorauszusehen, anzukündigen, dass er einmal wie ein Vogel im Käfig eingesperrt sein würde.

Der gleiche Traum, das gleiche Bild, aber Kurt Matussek sieht den Sicherheit gebenden Schutz nun als Käfig, der ihm die Freiheit raubt. Und er fragt sich, wo der Vater bleibt, wenn die Mutter den Sohn rettet?

Und plötzlich fällt ihm zum ersten Mal auf, dass zwischen dem Vater und Ferdinand einige Ähnlichkeiten existieren: Die gebeugte Haltung und Bescheidenheit, er tendiert auch zur Leichtfertigkeit und arbeitet nicht zu viel, ist charmant, leicht verführbar und beliebt bei den Frauen. Kurt wundert sich, dass ihm nie zuvor diese Ähnlichkeit aufgefallen ist. Vielleicht kommt sein unbegründetes Misstrauen gegen Ferdinand aus der Enttäuschung über den Vater? Je länger er darüber nachdenkt, desto klarer wird, dass die Ähnlichkeit zwischen seinem Vater und Ferdinand ihm gerade jetzt auffällt, weil er eingesperrt ist und in eben dem Käfig sitzt, der ihn zugleich schützt und einengt, in Mutters goldenem Käfig.

Plötzlich hat er sogar die aberwitzige Idee, dass er insgeheim eingesperrt sein wollte, dass er, ohne es zu wissen, da, wo er nicht herauskann, sein will. Er entdeckt in seinen Gefühlen eine merkwürdige Mischung aus Hass und Lust. Man hat ihn zwar hereingelegt und entmündigt, aber jetzt ist er auf andere angewiesen. Alle müssen für ihn sorgen.

Kurt Matussek begreift, dass die Wirklichkeit dieser Erfahrung, dieses Eingesperrtsein nur zur Chance werden kann, wenn die Abhängigkeit und der Verlust des eigenen Willens nicht alle Kräfte lähmen. Schon erste Kontakte mit anderen Häftlingen und deren röhrenhaft verengte, wie besessene Beschäftigung mit dem Prozess, dem Urteil, dem Justizapparat, dem sie Versagen nachweisen, und mit ihrer Tat, die sie rechtfertigen wollen, diese ersten Gespräche haben ihm bereits klargemacht, dass der Mangel an Verantwortung zerstörerisch wirkt.

Freilich haben Verzweiflung und Wut auch ihm anfangs die Sinne verwirrt, jetzt erkennt er aber, dass sich ihm in der Realität der Zelle, wenn er die Zeit zu nutzen versteht, ein Geheimnis erschliessen kann. Er wird den Erinnerungsspuren von Gedanken und Gefühlen zu folgen versuchen. Goldgräberei, hatte Lucy, die schöne Therapeutin, ihre Arbeit genannt. Schürfen, Kratzen und Spülen, Hoffen, Enttäuschtsein und endlich Finden.

Er muss mit mehreren Wochen rechnen, bis der Antrag auf Revision bearbeitet sein wird, Monaten vielleicht. Möglicherweise muss auch, obwohl das unerträglich und kaum denkbar scheint, die Revisionsablehnung in Betracht gezogen werden. Also geht es jetzt darum, die Zeit hier, die Sicherheit und das totale Auf-sich-bezogen-Sein möglichst positiv zu nutzen. Kurt begreift seine Chance im Käfig, wenn er sich nicht wie ein Vogel unterwirft, sondern Körper und Geist mobilisiert.

Und er macht sich ein Programm, um dem Tagesverlauf durch Sport, Lesen, Nachdenken und Aufschreiben eine Struktur zu geben, die seinen eigenen Zielen dienen soll. Kurt weiss, welche Übungen wichtig sind, um fit zu bleiben. Das kennt er zur Genüge aus dem Sport-Studio. Er weiss auch, dass er die Zeit gut nutzen kann, sein Englisch wieder aufzufrischen. Mit klar definierten Übungen und Aufgaben wird er seine körperliche und geistige Fitness halten oder sogar verbessern können. Aber wie kann man sich den Geheimnissen vergessener Bilder und Träume nähern?

Kurt beschliesst, die Bibliothek aufzusuchen, von der gesagt wurde, dass sie sehr reichhaltig sei. Er hat eine Idee, dass ihm Lessing weiterhelfen könnte mit dem Nathan. Damals, vor vielen Jahren im Deutschunterricht, hatten sie Nathan gemeinsam gelesen, und Kurt verstand, dass Vaterschaft sich zu beweisen habe durch Liebe und Verantwortung, dass Blut und Samen nicht ausreichen, um Vater zu sein. Die Enttäuschung darüber, dass sein Vater sich total zurückgezogen hatte, wurde damals zur Entscheidung, ihn aus allem Denken und Reden für immer auszustreichen.

Vielleicht könnte ihm dieses Buch jetzt helfen, an die von langer Zeit überlagerten, vergessenen Erinnerungen wieder anzuknüpfen?

Helen klingelt bei Dr. Rita Curier, Uhlandstraße/Ecke Pariserstraße. Ein altes Haus, in dem eine der vielen Berliner Pensionen untergebracht ist und einige Büros, eine Anwaltspraxis und ganz oben im Dach die Praxis der Psychologin. Ein schöner alter Hausflur, Spiegel, Glas und Marmor, ein weicher Teppich liegt auf der Treppe, aber Helen fährt im uralten Fahrstuhl aus Schmiedeeisen und dunklem Holz, der sie langsam schwebend, mit leisem Ächzen nach oben bringt. An der Türe noch eine Klingel, ein Summer tönt, Helen öffnet und steht in einem weißen, hellen Labyrinth. Vor ihr ein paar Stufen nach oben und wie in einem Turm, zwischen Fenstern und Spiegeln links und rechts, Treppenstufen auf und ab. Aber oben steht eine Frau und grüßt. Helen geht ihr entgegen und kommt durch einen kleinen Gang ins Atelier. Ein großer Raum, in dem außer Bücherregalen und Grünpflanzen nur ein paar Stühle stehen.

Frau Dr. Curier begrüßt sie und läßt sie Platz nehmen, setzt sich ihr gegenüber und beginnt das Gespräch, indem sie nach dem Namen, Geburtsdatum und -ort, nach Adresse und Beruf fragt und alles notiert. Sie schreibt und läßt Helen Zeit, den Raum, die Frau und den Blick aus den Fenstern wahrzunehmen.

Die Sonne scheint durch ein großes Fenster herein, das, zur Ergänzung der alten Atelierfenster noch zusätzlich eingebaut, einen weiten Blick über die Dächer freigibt. Ein paar helle moderne Stühle und weiße Bücherregale unterstreichen die Dimension des großen, hohen Raumes. Die Psychologin wirkt eher streng, aber die ungeschützt offenen Augen und wild um den Kopf gesträubten Haare, wie eine Löwenmähne, zeigen fröhliches Selbstbewußtsein an. Helen schätzt sie auf etwa fünfzig Jahre. Sie trägt ein leuchtend blaues Kleid und schreibt in ein Buch, das sie auf dem Schoß hält. Sie erwidert Helens Blick mit ihrem warmen und irgendwie zunickenden Lächeln. Sie hat jetzt die ersten Informationen über Helen und fragt nun unvermutet ganz direkt nach dem Grund für Helens Kommen. Helen erklärt, daß sie seit der Trennung von Robert alleine lebe, von Alpträumen verfolgt werde, dadurch auch Schlafstörungen und Konzentrationsprobleme habe, immer wieder grundlose Angst und Panik erlebe. Ich empfinde mein Verhalten als nicht normal.

Warum haben Sie sich getrennt?

Wir haben uns im gemeinsamen Einverständnis scheiden lassen, weil unsere Beziehung nur noch aus Vorwürfen bestand. Eigentlich verstehe ich bis heute nicht, warum es so kam, sagt Helen. Sie hat auf einmal Tränen in den Augen. Und ohne, daß sie das vorbedacht hätte, spricht sie über die zwei Abtreibungen, die sie im Lauf der letzten Jahre hat machen lassen. Eine gleich anfangs im ersten Jahr, bevor sie verheiratet waren. Beide waren sie damals völlig einer Meinung, daß für ein Kind in ihrem Leben nicht der richtige Zeitpunkt sei. Dann, vor zwei Jahren, war Helen wieder schwanger, obwohl sie doch die Spirale hatte. Sie stand damals kurz vor der Beförderung zur Vorsitzenden Richterin, und Robert hatte endlich – nach Jahren – seine eigene Anwaltskanzlei vom Vorgänger übernommen.

Ich konnte mir in der Situation kein Kind erlauben, das war ganz klar, und wir haben uns in zermürbenden langen Gesprächen dagegen entschieden. Aber später, plötzlich bemerkte ich, daß ich möglicherweise doch gern Kinder hätte. Ich war immerhin schon 37 und wußte, daß nicht mehr sehr viel Zeit dafür bleiben würde. Aber Robert hat überhaupt nicht kapiert, worum es geht. Er meinte, ich hätte mich für den Beruf entschieden, stellenmäßig war mir ja die Beförderung sicher, und ich sollte meine eigene Entscheidung nicht immer wieder anzweifeln.

Unaufhörlich steigen ihr Tränen in die Augen, tropfen über ihre Wangen. Die Psychologin hört ihr aufmerksam zu, reicht ihr eine Schachtel Kleenex und fragt mit ruhiger Stimme weiter.

Haben Sie beide dieses Problem jemals miteinander lösen können?

Nein, eigentlich nicht. Ich war fest entschlossen, da herauszukommen; das erklärt vielleicht, daß ich so viel weine in letzter Zeit. Ich sollte mir nichts mehr vormachen. Ich habe das nicht richtig eingeschätzt.

Sie haben diese Widersprüche, die Sie beide belasteten, sehr unterschiedlich bewältigt, und offensichtlich haben

Sie diese zwischen Beruf und Familie vorhandenen Konflikte nicht gemeinsam gelöst.

Ja, eigentlich, wenn ich so darüber nachdenke, haben wir kaum jemals wirklich gemeinsam Konflikte gelöst. Jeder hatte seinen eigenen Weg. Anfangs paßten unsere Vorstellungen vom Leben sehr gut zusammen. Wir kannten uns ja schon vom Studium. Unsere Interessen und Pläne waren am Anfang sehr ähnlich, am Schluß dann aber immer weniger.

Würden Sie bitte ein wenig über Ihre Kindheit erzählen, über Ihre Familie? Wo sind Sie aufgewachsen?

Helen erzählt, sie sei im Nachkriegsberlin aufgewachsen, erinnere sich aber doch an eine durchaus schöne, behütete Kindheit.

Sie war die Jüngste von dreien, die Schwester war ein Jahr, der Bruder sieben Jahre älter. Der Bruder wurde noch im Krieg geboren und war, als der Vater aus der Kriegsgefangenschaft zurückkam, bereits fünf. Die Eltern leben auch heute noch in Berlin, sind gesund und rüstig. Beide waren Lehrer, der Vater war immer mehr ein Kopfmensch, die Mutter eher emotional.

Das Verhältnis zu den Eltern sei weiterhin gut, auch zu den Geschwistern. Mit dem Bruder habe sie immer schon die bessere Beziehung gehabt. Die Schwester war Mutters besonderes Sorgenkind, oft kränkelnd. Helen habe mehr mit Bruder und Vater gemeinsam gehabt.

Über das Verhältnis der Eltern zueinander befragt, sagt sie, daß sie in gegenseitiger Achtung ganz gut miteinander auskämen.

Ob sie Zärtlichkeiten der Eltern miterlebt habe?

Na ja, nicht direkt, aber andeutungsweise. Diesbezüglich seien die Eltern eher zurückhaltend gewesen vor ihren Kindern.

Wie und durch wen fand Aufklärung statt?

Zu Hause und in der Schule, beides aber nur technisch.

Die Eltern hatten ein Aufklärungsbuch gekauft, für sie und die Schwester. Sie sollten das lesen und sich mit Fragen an die Eltern wenden. Aber da gab's keine Fragen, das war alles theoretisch. Und so wurde es auch in der Schule vermittelt. Die Geschwister untereinander hätten auch wenig darüber gesprochen.

Die erste Periode habe sie mit zwölf, kurz vor ihrem dreizehnten Geburtstag gehabt.

Die frühesten Erinnerungen an Sexuelles seien heimliche Doktorspiele im dunklen Zimmer mit einer Freundin. Sie hätten sich gegenseitig gezeigt und befummelt, ungefähr neun müßten sie da gewesen sein. Und mit derselben Freundin, mit der jahrelang alles beredet und gemeinsam erprobt wurde, habe sie später auch erste erotische Spiele, Küssen und Fummeln, ausprobiert, mit zwölf oder dreizehn Jahren. Aber das waren nur Experimente, wir sind beide jetzt in unseren Beziehungen nur noch an Männern interessiert. Helen betont diese Erklärung sehr nachdrücklich.

Sie wirken recht kritisch mit sich selbst, als ob Sie sich unbedingte Regeln gegeben hätten, ohne daß irgendwelche Regelverletzungen vorgesehen seien.

Ich glaube, das hab ich von meiner Mutter. Sie war oft ziemlich streng mit mir, wenn ich mich widerspenstig und eigenwillig zeigte. Sie war immer freundlich und ruhig, aber sie duldete eigentlich keinen Widerspruch.

Wann und wie haben Sie Selbstbefriedigung entdeckt und praktiziert?

Mit fünfzehn etwa, ich hatte mich verliebt, war allein im Zimmer, meine Schwester war verreist. Ich tanzte vor dem Spiegel und küßte plötzlich mich selbst im Spiegel, ich umarmte mich und lag auf einmal auf dem Bett und streichelte mich, und dann kam dieses warme Fließen im ganzen Körper. Später hab ich's dann oft abends im Bett gemacht, wenn meine Schwester nicht da war. Daß dieses Gefühl ein Orgasmus ist, hab ich allerdings erst viel später begriffen.

Haben Sie darüber mit Ihrer Freundin oder mit irgend jemandem gesprochen? Und betreiben Sie dieses schöne warme Fließen weiterhin mit sich selbst?

Nein, darüber habe ich noch nie mit jemandem geredet. Ich muß allerdings zugeben, daß ich das ab und zu heimlich bis heute mache, sogar während meiner Ehe.

Merkwürdigerweise ist das immer noch ein Tabubereich, der extrem viele Schamgefühle mobilisiert, viel mehr als das Sexuelle mit Partnern. Aber Selbstbefriedigung ist nichts anderes, als das Wort meint, sich selbst zu befriedigen, und das ist ganz natürliche Körperlust. In religiösen Vorschriften, die ja in ihren Ursprüngen als Stammesgeschichte auch die zahlenmäßige Bedeutung eines Volkes begründeten, »Nun gehet hin und mehret Euch«, wurde die Vergeudung sexueller Potenz verurteilt. Aber heute hat sich Sexualität vielmehr so entwickelt, daß Nachkommenschaft unbedingt eingeschränkt werden soll. Selbstbefriedigung gehört daher genauso zum sexuellen Repertoire wie andere erotische Erfahrungen.

Helen hört zu und wundert sich, daß sie selbst noch nie darüber nachgedacht oder gesprochen hat.

Wenn wir uns dafür entscheiden, miteinander zu arbeiten, wird Selbstbefriedigung sicher ein wesentliches Thema sein, mit dem sich auseinanderzusetzen lohnt. Aber jetzt habe ich noch ein paar weiterführende Fragen, um besser verstehen zu können, in welcher Situation Sie leben.

An der Wand hängt eine weiße große Uhr. In Redepausen hört man den Sekundenzeiger ticken und im Hintergrund das ferne Rauschen des Straßenlärms. Helen fühlt sich in diesem Gespräch trotz der ungewohnt eindeutig auf das Sexuelle bezogenen Worte wohl. So unbefangen und selbstverständlich spricht sie über dieses heikle Thema sonst ja nicht.

Wann und wie haben sich dann Ihre nächsten Erfahrungen mit Sexualität entwickelt, nach den ersten erotischen Experimenten mit Ihrer Freundin?

Ich glaube, ich habe mich immer sehr gewundert, wie das so ging. Als ich zum ersten Mal verliebt war und total fasziniert nur noch diesen wilden Knaben im Kopf hatte, lauerte er mir auf. Es war in den Sommerferien auf dem Land, ein Sohn des Bauern, bei dem wir wohnten. Er nahm mich in die Arme, küßte mich, drückte mich gegen die Wand und war mit seinen aufgeregten Händen zwischen meinen Beinen und an meiner Brust, daß mir heiß wurde und ich widerstandslos alles mit mir machen ließ. Ich weiß nur, daß ich darüber nachzudenken versuchte, wieso er das alles so konnte, woher er wußte, daß das so gut schmeckt, wenn man die Zunge in den Mund des anderen steckt. Ich hatte keine Angst, mich ihm zu überlassen. Und er hat mir viel gezeigt in dem Sommer damals. Als ich dann wieder in Berlin war, in meiner Klasse, konnte ich die Reden der anderen Mädchen ganz anders verstehen als vorher. Manche, die nur angeben, andere wissen sehr wohl, aber sprechen nicht darüber.

Wie alt waren Sie in diesem Sommer?

Sechzehn, und ich habe damals sehr bewußt erlebt, so zu sein wie alle anderen und doch einzigartig.

Waren Sie nach diesem Sommer noch Jungfrau?

Nein. Wir haben damals ganz selbstverständlich auch miteinander geschlafen. Fiete hieß er und hatte einen ganz intensiven Körper. Alles, was er mit mir machte, kam direkt aus ihm heraus. Vielleicht, wie die Tiere es tun. Ich hatte weder Angst, noch fühlte ich Widerstand gegen ihn. Aber ich muß ihn dann auch schnell vergessen haben nach dem Sommer. Ich kann mich nicht an Briefe, Tränen oder Sehnsucht erinnern. Vielleicht weiß ich es nicht mehr. Ich weiß nur, daß ich damals meinte, von jedem Freund etwas zu lernen, als würde ich etwas dazubekommen. Es war wie Ganz-Werden.

Durch die Begegnungen mit Männern werden Sie immer mehr zu einem Ganzen?

Heute ist das nicht mehr so deutlich. Aber ich hatte in der Schule dann einen Freund, aus der Nachbarschule. In der Zeit waren Mädchen und Jungen noch getrennt. Wir haben endlos miteinander geredet, über alle Bücher diskutiert, Religion, Philosophie, Politik, das Sexuelle war mit ihm nicht so zentral. Er war so sanft. Mit ihm war das Küssen am schönsten. Wir haben uns am ganzen Körper geküßt und geleckt. Das hab ich mit Nore gelernt. Er war Schwede. Nach dem Abitur zog er mit den Eltern zurück nach Schweden, und wir haben uns dann aus den Augen verloren.

Haben Sie jemals irgend etwas Erschreckendes erlebt, mit Gewalt oder Schmerzen? Gab es etwas sehr Peinliches im Sexuellen?

Nein, ich empfand nur die Einmischung meiner Eltern als peinlich und entmündigend und habe dann begonnen, das alles heimlich und nicht zu Hause auszuprobieren. Dabei wird mir aber jetzt klar, daß ich meinen Eltern bis heute eine Tochter präsentiere, die manches verbirgt. So, wie wir miteinander sprechen, könnte ich mit meinen Eltern niemals reden.

Was würde passieren, wenn Sie es täten?

Ich weiß nicht, aber vielleicht wär's ein Schock?

Wie können Sie wissen, daß das ein Schock wäre, wenn Sie es nie versucht haben?

Ich habe schon daran gedacht, aber, wissen Sie, ich glaube, daß mein Vater meine Mutter früher mit sexuellen Wünschen überfordert hat und seither vielleicht so ein Tabu existiert. Es wäre ein Verhängnis, diese Grenzen nicht zu respektieren.

Verblüfft registriert Helen, was sie eben gesagt hat. Mir ist das jetzt in dem Augenblick klargeworden, als ich es aussprach, und ich weiß zugleich, daß ich immer schon diese Vermutung hatte, aber irgendwie war es mir nicht bewußt. Gibt es so etwas?

Frau Curier schmunzelt und nickt bestätigend.

Das ist Psychotherapie. Etwas ereignet sich, ist neu und gleichzeitig wohlbekannt, aber in einer anderen Form von Bewußtsein. Wir verfügen über Wissen, das aus dem Unbewußten heraus unser Leben mitbestimmt und ganz entscheidenden Einfluß nimmt, gewissermaßen sogar unser Verhalten prägt. Mir scheint zum Beispiel, daß Sie, und zwar ohne es zu wissen, gefühlsmäßig ein Harmoniegebot befolgen. Sie vermeiden Konflikte. Weil Ihnen das aber nicht bewußt ist, kennen Sie auch nicht den Preis, den Sie dafür zu bezahlen haben.

Erstaunt und nachdenklich schaut Helen auf diese Frau, die ihr in kurzer Zeit und in aller Ruhe einiges gesagt hat, so völlig neu, zugleich aber verblüffend einfach. Wenn ich Sie richtig verstehe, dann ist ja alles schon irgendwie vorhanden und muß nur bewußt werden. Ich habe etwas ganz anderes erwartet. Aber ich muß zugeben, ich fühle mich jetzt verwirrt.

Vielleicht können Sie noch ein wenig weitererzählen von Ihrer Studienzeit und dem, was Sie in Sachen Liebe dann erlebt haben?

Nach dem Abitur machte ich ein paar Monate Ferien, war in Griechenland und auf Kreta und fing dann mit dem Studium an, Juristerei, das war mir seit jeher klar. Dann gab es einige Verliebtheiten mit Studienkollegen, aber mit keinem klappte es für länger. Meistens kam relativ bald irgendeine Enttäuschung. Nur mit Robert nicht, das war irgendwie merkwürdig. Zwischen uns war immer so eine prickelnde Spannung, aber es kam zu nichts, höchstens ein Flirt zwischendurch. Komischerweise war immer einer von uns beiden gerade eben in einer Beziehung, wenn der andere sich interessiert zeigte. Das war auch die Zeit der Studentenbewegung. Robert war im Vergleich zu mir viel mehr engagiert. Ich wohnte während des Studiums zu Hause und hatte mit der Familie und mit jeweils kurzen Beziehungen genug. Wenn ich zurückdenke, dann war die Studentenzeit zumeist vom Lernen bestimmt. Das Studium ist lang und kompliziert, und um Richterin werden zu können, mußte ich gute Examina haben. Am Ende des Studiums, mitten in den Prüfungen, machte jemand ein Sommerfest; ich wollte aus dem ewigen Büffeln raus und meinte, daß ein lustiges Fest mir guttun würde. Ja, und wenn ich an das Schicksalhafte glauben darf, dann waren wir an diesem Abend füreinander bestimmt.

Da hat der Funken zwischen Ihnen und Robert endlich gezündet?

Und hat ein Feuer entfacht! Ich war wirklich verliebt, mehr als je zuvor. Ich konnte mich kaum noch zum Lernen zwingen. Vor allem konnte ich es in der Familie nicht mehr aushalten. Ich war zweifellos überfällig, und es war schwer, diese letzten Monate durchzuhalten.

Sie haben dann aber das Studium beendet?

Unbedingt. Und danach nahmen wir uns eine Wohnung. Das war die Zeit dieser ersten Schwangerschaft. Aber nichts war mir damals wichtiger als dieses Leben zu zweit. Nur er und ich, nie zuvor war ich so glücklich.

Und wie entwickelte sich Ihre sexuelle Beziehung?

Robert war unbeschreiblich zärtlich. Ich konnte nicht genug davon bekommen, seine Hände auf mir zu spüren. Wir konnten uns gegenseitig so erregen, daß unsere Körper wie Magneten aneinander klebten. Die ersten zwei Jahre lang war das wie ein Ritual, dann wurde es langsam weniger.

Hatten Sie Orgasmen, wenn Sie mit ihm zusammen waren?

Ja, doch, aber das war dann ein heikler Punkt. Es ging nur manuell.

Immer nur in ein und derselben Art?

Ja, alles andere klappte nicht, auch wenn wir uns noch so bemühten.

Wahrscheinlich war das dieselbe Verfahrensweise, wie Sie auch gewohnt sind, Selbstbefriedigung zu betreiben?

Ja, so ist es.

Haben Sie je mit einem Mann eine andere Art entdeckt, im Liebesspiel zum Orgasmus zu kommen?

Nein, das ist nie gelungen, aber in kurzen Beziehungen fiel das nicht auf.

Helen überlegt, ob sie ihre Begegnung mit Anselm Kron schildern soll. Aber sie will nicht alles auf einmal offenbaren. Außerdem fühlt sie sich merkwürdig müde, als wäre ihre Haut am ganzen Körper porös, durchlässig. Es gibt keinen Grund mehr, Angst zu haben. Alles, was geschieht, hat einen Sinn, selbstverständlich und doch zugleich unbegreiflich.

Ich hätte gern noch etwas über Krankheiten erfahren, die Sie in Ihrem Leben bisher hatten, aber ich sehe, Sie sind erschöpft. Haben Sie irgendeine ungewöhnliche Krankengeschichte? Oder das Übliche?

Ich habe außer gelegentlichen Migräneanfällen keine besonderen Krankheiten gehabt. Im großen und ganzen geht es mir auch gut.

Was für einen Grund oder Anlaß hatten Sie, sich jetzt zu einem Gespräch bei mir anzumelden?

Helen spürt, daß sie errötet, und weiß nicht, warum. Das verwirrt sie erst recht.

Ich bin in letzter Zeit so merkwürdig durcheinander und spüre, daß etwas anders werden muß. Midlife-crisis hat ein Freund es genannt.

Helen versucht, möglichst unbefangen zu sprechen, aber in ihrem angehaltenen Atem verbirgt sich ein kleines Erschrecken. Sie fühlt sich wie ein Kind, das man beim Stibitzen ertappt hat.

Ich möchte es nicht aussprechen müssen, du sollst es

ganz von selbst verstehen, ohne Worte, denkt sie und weicht den forschenden Augen aus. Sie spürt ein warmes Lächeln, das sie umfängt.

Helen redet dann mit leiser Stimme, fast flüsternd, dort hinüber, ohne hinzuschauen, den Blick immer noch gesenkt. Ich kann gar nicht sagen, warum ich hier bin, aber mir wirbeln in letzter Zeit absurde Bilder durch den Kopf, manchmal befürchte ich, verrückt zu werden.

Verrückt?

Ja, es gibt etwas in mir, unlösbar, widerspenstig, als ob ich es körperlich in mir drinnen spüren könnte.

Spüren Sie das jetzt?

Nein, im Augenblick fühle ich mich weich und geborgen, wie schon lange nicht mehr.

In welcher Situation spüren Sie es?

Wenn ich sehr aufgeregt bin.

Vielleicht sollten Sie das Widerspenstige nicht zähmen, sondern tun?

Verblüfft schaut Helen diese Frau an, die mit simplen Vorschlägen kleine Erschütterungen auszulösen versteht. Und als ob Bläschen in ihrer Wirbelsäule hochperlten wie in einem Sektkelch, fühlt Helen sich beschwingt und heiter.

Da wir das alles heute sicher nicht restlos klären können, schlage ich vor, daß Sie noch einmal zu einem Vorgespräch kommen. Dann erst werden wir entscheiden, wie wir weiter verfahren. Überlegen Sie sich bitte für unser nächstes Gespräch, welche Erwartungen Sie an mich haben und was Sie insgeheim erhoffen, mit Hilfe dieser Psychotherapie zu verändern und zu erreichen.

Helen ist erleichtert über diesen Vorschlag. Froh, all das Neue jetzt erst mal in Ruhe sortieren zu können, zu Hause aufzuschreiben, im Widerhall der Worte den roten Faden dingfest zu machen, der den Weg im Labyrinth zu weisen vermag.

Zum Abschied ein Händedruck, danke und auf Wiedersehen.

Es gibt keine Grenze zwischen ihr und der Welt um sie herum. Ihr erscheint die Welt samt ihrem Ich als eine zusammenhängende Masse von Empfindungen.

Helen Schmidt geht oder wird gegangen? Sie bewegt sich oder wird bewegt? In ihr ist eine Kraft, die alles lösen kann, das sich zu eng verknotet oder verklemmt hat. Sie spürt in sich diese Kraft wie ein Versprechen, daß sie sich selbst wiedergewinnen kann, sich selbst gewiß sein darf.

Die Uhlandstraße wird zum Boulevard. Helen schlendert in Richtung Kurfürstendamm. Nach dem sonnig heißen Tag sind die Straßen jetzt in den frühen Abendstunden voll. Viele wollen die ersten langen Tage im Frühsommer, die sanften, lauen Abendstunden genießen, spazierengehen, draußen sitzen, Menschen betrachten, die sich aus ihren dicken Wintermänteln befreit haben und sich leicht bekleidet bewegen. Körper, den Blicken freigegeben in der schmeichelnden Abendstimmung, Stoffe und bunte Kleider, brave und freche, mit viel Haut dazwischen, die sich nach Berührung sehnt in der wiedergewonnenen Freiheit der Frühlingsluft, Tücher und Hüte, leuchtende Farben und vornehme Blässe.

Vor einem Blumengeschäft bleibt Helen stehen. Zwischen faszinierenden, kühn arrangierten Pflanzen, Gestekken aus Palmblättern und exotischen Blüten, die mit großen Glockenblumen kombiniert in kunstvollen Keramikschalen schwimmen, und hohen gläsernen Vasen, aus denen üppige Sträuße quellen, sieht sie ihr Spiegelbild.

Wie feinste Fächer breiten sich die Palmblätter um ihr Gesicht herum, und ihr schmaler langer Körper wird umschmeichelt von Gräsern und Blumen, die zwischen ihr und dem in der Tiefe sich verdunkelnden Geschäftsraum dahingleiten. Als wäre sie eine blonde Feengestalt, sieht sie sich selbst aus dem Märchenwald hervortreten. Ihr knielanger, grüner Kasack, von blauen Ranken umhüllt, wird zu einem Zaubermantel, dessen Konturen mit den umgebenden Pflanzen eins sind.

Helen ist entzückt über ihr eigenes Lächeln, das sie hinter Glas und Glätte entdeckt. Sie denkt an Violas Worte, die Verwandlung des Froschkönigs sei nur durch Schmerz möglich, und meint, zwischen Blüten und Blättern den Frosch herauszwinkern zu sehen.

Sie geht weiter. Zwei Männer kommen ihr entgegen, und in ihren Augen liest Helen begehrliches Bewundern. Ohne ihrem Blick auszuweichen, geht Helen auf sie zu, ganz nah vorbei, dem einen immer noch in die Augen schauend, fast einer Berührung gleich, mit einem kleinen Lächeln im Gesicht.

Helen spürt diese pulsierende Kraft im ganzen Körper. Die seidig blonden, halblangen Haare umwehen ihren Kopf. Aus ihren großen blauen Augen muß etwas hervorstrahlen, das auch andere wahrnehmen können. Begehrenswert fühlt sie sich, lebendig, lüstern und wach. Alle Poren der Haut sind geöffnet, jede Körperzelle scheint hellwach zu sein. Die hart gewordenen Brustwarzen reiben sich an dem entlangstreifenden Stoff des Kasacks. Jede Bewegung läßt die Seide des weich fallenden Rocks wie von Flügeln vorbeifliegender Vögel ihre Beine berühren. Sie schwingt in den Hüften mit jedem Schritt und spürt zwischen ihren Schenkeln das Loch und einen heißen Sog, der nach Lust, feucht und dunkel, tief in ihrem Schoß zu rufen scheint. Mit jeder Atemwende preßt sie die Schamlippen leicht aneinander und öffnet sie wieder im Ausatmen. Vibrierend und lüstern schwingt ihr Becken und kreist, als wäre es das Zentrum, um ihr Begehren herum. Ich bin eine Frau. Ich bin eine Frau. Ich bin. Ich bin eine Frau, eine geile Frau.

Helen denkt es nur, aber ihr Mund bewegt sich leicht, als hätte sie die Worte gesprochen.

Geisterbahnfahrt

Kurt Matussek fühlt sich erschöpft und leer. Die Ruhe nach dem Sturm läßt ihn merkwürdig ausgehöhlt zurück. Durch das Fenster der neuen Zelle kann er Bäume sehen, buntes Herbstlaub, flammengelbes Lodern einer riesigen Eiche, raschelnde Blätter in der Nacht, wenn das Haus seine gequälten Bewohner mit gespenstischer Stille zur Ruhe zwingt.

Leblose, todlose, zeitlose Hölle. Nach acht Monaten mühsamen Wartens war die Ablehnung des Revisionsantrags wie ein Vernichtungsfeldzug über ihn hergefallen. Nein! Tagelang raste er wie ein hirnwütig Besessener gegen den Bescheid an. Er fragte nicht mehr nach Schuld oder Verantwortung. Haß und Furor beherrschten sein Denken. Exzeß und Extrem waren einzig möglicher Ausdruck für seine Enttäuschung. Ein Pandämonium von gewalttätigen Gespenstern folterte ihn in Alpträumen. Tage und Nächte verbrachte er angsterfüllt in diesem Abgrund, aus dem nur der Tod ihm einen Ausweg zu zeigen vermochte.

Wegen Selbstmordgefährdung wurde seine Zelle permanent überwacht. Eindringliche Gespräche mit dem Sozialarbeiter sollten ihn stärken. Aber die Worte skandierten nur den Hintergrund zu der dumpfen Musik, die von ohnmächtiger Wut in seinem Schädel dröhnte.

Das Leben ist ein Ort gegenseitiger Folter. Es herrscht der allgemeine Kreislauf der Gewalt. Nur wer den Reigen anführt, kann dem Zugriff der Hölle entkommen, auf Zeit. Es geht ein Furor umher, absterbender Ekel, groteskes

Welttheater, ätzender Schmerz permanenten Wahnsinns im Haßdelirium.

Eine Woche später wurde er vom Untersuchungsgefängnis Moabit in die Justizvollzugsanstalt Tegel gebracht. Haus vier, Zelle 44/7, Anstaltsleiter Fuchs läßt den neuen Gefangenen – wegen der besonderen Situation eines Sexualdelinquenten, dem alle anderen Häftlinge brutalisierte Verachtung entgegenbringen – sofort die wichtige Funktion eines Discjockeys für das tägliche Musikprogramm übernehmen. Kurt Matussek erhält eine Doppelraumzelle. Neben seiner normal ausgestatteten Zelle verfügt er über einen zweiten Raum, in dem die gesamte Musikanlage des Hauses untergebracht ist. Von dort aus steuert er das musikalische Programm und sorgt für gute Stimmung im Haus mit seiner Sendung, die von den anderen Häftlingen gern gehört wird.

Kurt Matussek spürt im Gespräch mit Herrn Fuchs zum erstenmal Verständnis, nicht Mitleid, sozial motiviert und anteilnehmend. Dieser Mann kann mit ihm über seine Straftat reden, kann Worte benutzen für das, was sonst nur abwertend benannt oder umschrieben wird. Hier ist ein Mensch, der über den Bezug zwischen Sexualität und Gewalt weiß.

Er liest die Zeichen der Verzweiflung, die sich seit der Verhaftung und besonders in diesen letzten Tagen in Kurt Matusseks Gesicht eingetragen haben, die den Blick aus seinen blauen Augen stumpf werden ließen und die Linien des Mundes in harte Falten verwandelt haben. Rainhard Fuchs telefoniert mit dem Gutachter Prof. Catz und findet die Bestätigung seines eigenen Eindrucks, daß Kurt Matussek sehr intelligent sei. Er tendiere zu Überanpassung, als Fassade, hinter der er sein eigentliches Befinden verstecke. Auch Prof. Catz hält Matussek für gefährdet und verweist auf diverse Fallbeispiele von unerwarteten katastrophalen Reaktionen, die anscheinend ruhig gewordene und sich abfindende Straftäter plötzlich ausagierten. Er empfiehlt psychotherapeutische Betreuung des Häftlings.

Der Anstaltspsychiater, Dr. Conetti, lehnt jedoch eine Behandlung ab. Seine Beurteilung nach einem Anamnesegespräch mit dem Gefangenen lautet, daß dieser wegen mangelnder Fähigkeit zur Introspektion und fehlender Einsicht in die Strafwürdigkeit seines Verhaltens die zur Therapie nötige Motivation nicht entwickeln werde. Sexualstraftäter seien in der Regel therapieresistent. Ihre sexuellen Verkehrsformen widerstehen dem Bemühen um Neuorientierung durch therapeutische Arbeit. Ihnen fehle, und Kurt Matussek sei da keine Ausnahme, jede Krankheitseinsicht.

Der junge protestantische Anstaltspfarrer, Herr Walter, erkennt aber in einem Gespräch mit Matussek, daß dessen Wut und Haß sich später negativ auswirken könnten. Obwohl er registriert, daß Matusseks Gesprächsbereitschaft immens groß ist und er auch imstande ist, über seine Straftat offen zu reden und die Themen Sexualität und Gewalt zu diskutieren, befürchtet Pfarrer Walter, daß die Frauen, die ihn verurteilt haben, zu Haßfiguren werden könnten. Eine mögliche Begegnung nach der Freilassung könnte katastrophale Folgen haben, wobei, wie auch früher, seine Aggressionen in gewalttätiger Sexualität Ausdruck finden könnten. Es werde nicht ausreichen, dem Mann nur verantwortliche Aufgaben für die Zeit seiner Haft zu übertragen, um ihn zu beschäftigen, sondern er müsse auch Gelegenheit finden, diese Aggressionen so zu bearbeiten, daß er später tatsächlich neu beginnen und sein Leben ändern könne.

Pfarrer Walter erklärt sich bereit, den Häftling, wenn dieser akzeptiere, einerseits mit Büroarbeit regelmäßig einzubinden, ihn aber auch zu Gesprächen einzuladen, damit er über seine einsamen Gefühle und Gedanken, über Haß und Wut und Enttäuschung reden lernen könne.

Kurt Matussek hat so etwas noch nicht erlebt. Er steht am Fenster und schaut hinaus in die Nacht. In seinem Magen vibriert etwas ganz leise, wie eine gespannte Saite. Mit jedem Atemzug steigt der zarte Ton hinauf in den Kopf. Sein Kinn beginnt zu zittern, die Zähne schlagen leise aufeinander, ein wimmernder Laut drängt sich aus seinem Kehlkopf hervor wie eine ferne Melodie, ein Klagelied von Sehnsucht und Trauer. Tief drinnen aus der Melodie fließen Tränen. Mit offenen Augen steht Kurt Matussek am Fenster, und etwas weint in ihm.

Er spürt noch das Staunen und hört den Nachhall der Stimmen, sieht sich sitzen im Zimmer von Pfarrer Walter mit Rainhard Fuchs, dem Anstaltsleiter. Die drei Männer reden miteinander. Teetassen und Zigaretten sind auf dem Tisch. Worte in gegenseitigem Respekt bewegen sich im Raum, Blicke, die einander ernst nehmen und die berühren, der Begegnung nicht ausweichen. Auf der Suche nach Vergangenheit lösen sich Erinnerungen aus dunkel zeitlosem Vergessen.

Die Türe öffnet sich. Der Vater kommt herein und setzt sich neben Kurt. Schweigend zündet er sich eine dicke Zigarre an, eine Havanna?

Zigarren sind Männersache, sagt der Vater.

Männersache, Männersache, hallt sein Wort im Raum nach. Der Vater steht auf, nimmt Kurts Hand und bedeutet ihm mitzukommen. Sie gehen in den Keller, sind auf einmal in der Lepsiusstraße, im Keller des Sportstudios. Dort stehen Geräteteile und Kisten, ausrangierte oder jetzt nicht benötigte Maschinen und Matratzen. Alles schwimmt durcheinander. Hier muß ein Wasserrohrbruch gewesen sein oder Hochwasser, nach einem starken Regenguß.

Zwischen den Teilen aus dem Studio steckt eine riesige Holzkiste, aufgequollen, geborsten – und heraus schieben sich Leichenteile, Arme, Beine, Rümpfe, starre Körper in gräßlichen Gesten. Der Vater zerrt die Kiste hervor. Schädel grimassieren heraus. Ein Leichenberg kommt zum Vorschein. Er, Kurt, muß dem Vater helfen. Sie müssen die Leichenteile in einem Verschlag im hinteren Keller verstauen. Sie arbeiten stumm. Sie müssen leise sein, niemand im Haus darf sie hören.

Kurt spürt weder Angst noch Grauen. Er tut, was von ihm verlangt wird, gefühllos, ohne Aufregung, schweigend. Der Tod selbst ist anwesend. Er geht im Keller umher, fürchterlich, unausweichlich. Kurt kann ihn zwar nicht sehen, spürt ihn aber, und der Vater zittert, Angst im Gesicht. Schweigend arbeiten sie beide, als müßten sie gegen den Tod gewinnen, hoffnungslos und zum Scheitern verurteilt. Mit den letzten Toten, die er in die Ecken stopft, stolpert der Vater, fällt in die Leichenteile und schreit, stöhnend, wimmernd, grauenvoll.

Dieser Schrei des Vaters gellt noch in Kurts Ohren, bis er wieder im Zimmer sitzt mit Pfarrer Walter und Herrn Fuchs, beide noch im Gespräch bei Tee und Zigaretten.

Es geht ein stummes Lügen umher, hört Kurt sich sagen und wundert sich über seine eigene metallisch monotone Stimme. Niemand fragt, niemand antwortet in den leeren Raum hinein, den sein Satz hinterlassen hat. Aber Kurt spürt das Zutrauen, das ihm entgegenkommt. Er darf reden und er wird reden.

Die Erinnerungen kommen als Bruchstücke. Bilder, Gesten und Worte, die anzunehmen erlauben, daß etwas äußerst Unangenehmes geschehen war, etwas Einzigartiges, das sich jeder Berührung zu entziehen versucht. Kurt will das Schweigegebot durchbrechen, das die Eltern erlassen hatten, um das Ausmaß des Grauens zu verhüllen. Wie oft scheiterte er mit seinen Bemühungen, Unbegreifliches zu begreifen, Unaussprechliches in Worte zu fassen!

Aber mit jedem Versuch wird er sicherer. Die beiden Männer hören ihm zu, lassen ihm Zeit, stehen ihm bei in diesem Kampf seiner Erinnerung mit dem Vergessen, das als Überlebensstrategie Gewohnheitsrechte beansprucht. Stammelnd tastet Kurt sich heran an seine Vermutungen über die Funktion seines Vaters im Konzentrationslager Sachsenhausen. Entsetzen kämpft in ihm verzweifelt mit Ahnungen, die kaum zu ertragen sind.

Das plötzliche Verschwinden des Vaters damals und so manche Andeutungen, die von der Mutter jedesmal strikt abgewehrt worden waren. Das Foto des Vaters in Uniform, das Totenkopfsymbol, plötzlich verschwunden. Da werden Ahnungen zu Gewißheit.

Kurt durchbricht nun endlich das Tabu, das keine Fragen zugelassen hatte über Schuld und Unschuld im Tausendjährigen Reich. Und er fragt im Echo des schrecklichen Schreiens, das noch immer als letzter Klagelaut des Vaters nachhallt, wagt es endlich, das Geheimnis zu enthüllen.

Wo warst du, Vater? Was hast du denn im Krieg getan? Das Grauen, das in diesen Fragen mitschwingt, breitet sich im Raum aus. Der wimmernde Klagelaut des Vaters, sein verzweifeltes Stöhnen drängt sich jetzt aus Kurt hervor. Aber Pfarrer Walter und Rainhard Fuchs sind bei ihm. Sie halten ihn fest mit ihren Augen und mit ruhig gesprochenen Worten. Eine Hand legt sich auf Matusseks Schulter. Sie teilen brüderlich mit ihm Angst, Schuld und Entsetzen, so daß sich Schleusen tief im Innersten öffnen können, um Worte und Tränen zu befreien.

Zerbrechlich fühlt er sich dann nachts allein in seiner Zelle, aber in all der Trostlosigkeit wächst eine neue Hoffnung in ihm.

Als ob ich die Tatsache, daß Zeit vergeht, vergessen könnte. Aber die Zeit vergeht seither anders. Und ich weiß, warum.

Hier gibt es mittlerweile auch eine Art Alltag. Ich habe meine regelmäßigen Arbeitsstunden mit der Sendung, die sich in den allgemeinen Ablauf hier einfügen muß, und ich habe Besuch, mache meinen Sport, lese viel. Und dann gibt es die Stunden hier bei Ihnen im Büro, wo ich ein bißchen helfen und mitarbeiten darf. Eigentlich in Form einer Beschäftigungstherapie. Denn das dürfen Sie mir schon glauben, ich weiß wohl, daß meine Hilfe nicht das entscheidende ist. Sie geben mir hier eine Chance, damit ich das alles überlebe.

Ich habe bei Ihnen gelernt, mich auszuheulen. Nicht nur zu weinen, was an und für sich schon seit Ewigkeiten nicht mehr passiert ist, sondern wirklich zu heulen und zu schreien, sogar Tassen zu schmeißen und das arme alte Sofa zusammenzuboxen. Und zu reden! Ich wußte nicht, was das bedeutet, mit jemandem reden zu können, der einem auch wirklich zuhört.

Und dann natürlich auch das Offizielle. Daß ich hier telefonieren kann, trotz des allgemeinen Verbots. Aber das ist irgendwie nebensächlich geworden, die Hauptsache ist, obwohl es mir hier nie gutgehen kann, weil das nicht meine Welt ist, daß ich mich trotzdem immer schon auf die Stunden mit Ihnen freue. Man wird ja hier sonst nur als kleines Arschloch behandelt.

Sie haben mal gesagt, daß man lernen muß, zu reden. Ich wußte damals nicht, was Sie meinten, aber in letzter Zeit habe ich erlebt, wie schwer es ist, Worte zu finden für das, was im Kopf passiert. Die vielen Erinnerungen, die sich einstellen, die Träume, auch wenn es oft nur Fragmente sind. Durch Ihre Fragen habe ich begonnen, in meinem Gedächtnis zu kramen, und erstaunlich viel kommt zutage, aber das heißt noch lange nicht, daß es mir dann auch gelingt, die richtigen Worte dafür zu finden.

Es ist leichter, wenn einem jemand zuhört. Ich rede mit Ihnen auch manchmal, wenn ich oben in meiner Zelle bin. Gestern zum Beispiel ist mir spät abends endlich das, was Sie vor Tagen fragten, eingefallen. Soll ich Ihnen das noch einmal erzählen? Und zwar, wie alles angefangen hat, mein erstes Mal sozusagen.

Ich war schon sechzehn und wollte es endlich unbedingt tun, aber ich hatte keine Freundin. Die Mädchen waren damals so, daß man ihnen nicht an die Wäsche konnte. Zu Hause hatten wir eine Haushaltshilfe. Sie war neunzehn, ein hübsches Mädchen. Wir waren beide allein in den oberen Räumen. Ich holte sie in mein Zimmer, um ihr ein Buch von meinem Großvater zu zeigen; da waren Nacktbilder drin. Ich dachte natürlich, daß jetzt so etwas passieren könnte, und muß furchtbar gezittert haben. Sie merkte, was ich wollte. Wir legten uns in mein Bett und machten es. Ich war sehr aufgeregt. Der Samen ging kreuz und quer, weil ich viel zu schnell kam und nichts Genaues wußte.

Ich stand danach am Fenster und dachte, jetzt bekommt sie ein Kind. Sie erklärte mir aber ganz behutsam, daß das bei ihr nicht sein würde. Sie war sanft und brav, eigentlich genau das, was ich nicht mochte. Ein paarmal haben wir es noch gemacht. Dann war ich bereit, es mit anderen Mädchen zu versuchen. Und das Entscheidende ist, genau wie mit ihr, so ist es immer gewesen. Ich habe gepfuscht, die Mädchen verprellt, mir ging es nur um den sexuellen Kontakt. Ich ließ keine wirklich an mich herankommen. Heute sage ich leider.

Jetzt ist es ganz anders, und ich habe Sehnsucht nach längerem Zusammensein mit einem Menschen. Da ich aber leider diese ziemlich häufig wechselnden Kontakte hatte, kann ich mich an keine erinnern. Ich hatte immer das Gefühl, daß ich etwas versäumen könnte. Und irgend etwas störte mich immer sehr schnell an jeder Frau, so daß ich mich gleich wieder von ihr trennen wollte. Es waren nur kurze, oberflächliche Beziehungen. Ich brauchte oft Abwechslung. An allen Mädchen fand ich gleich zu Anfang irgendeinen Makel. Das waren immer körperliche Mängel, und ich ekelte mich dann.

Ja, vielleicht habe ich mit dieser Suche nach Mängeln einen Mechanismus in Gang gebracht, der es mir dann leichtmachte, schnellstmöglich wieder Abstand herzustellen. Aber das war mir nicht bewußt, das habe ich nicht mit Absicht gemacht. Trotzdem, na ja, ich müßte überlegen, welche Motive ich hatte, immer nach dem Makel zu suchen und nicht nach dem Gefälligen. Ich glaube, daß ich sehr vieles von mir selbst nicht weiß, weil ich mich mit mir nicht beschäftigt und mit keinem geredet habe. Ich hielt das zum Beispiel für ganz normal, nach Mängeln zu suchen. Erst jetzt, da Sie sagen, daß man auch nach dem Positiven Ausschau halten könnte, fällt mir auf, daß es auch anders ginge.

Es kommt wahrscheinlich darauf an, was man will. Ich habe immer nur Sex gesucht und wollte keine Beziehung. Was andere hatten, diesen Glauben an Liebe und Treue in Ewigkeit möglichst, das fand ich lächerlich. Aber Sie dürfen nicht denken, daß meine Beziehungen unpersönlich oder kalt gewesen wären. Da gab's auch Zärtlichkeiten und Streicheln und Ineinander-Aufgehen. Aber ich hatte immer wenig Zeit, so daß persönliche Beziehungen kaum möglich waren, und dann wollte ich mich lediglich sexuell abreagieren. Das geht am einfachsten mit Prostituierten, wird aber schnell langweilig. Man muß oft etwas Neues ausprobieren, um Abwechslung zu haben.

Sie meinen, daß dadurch ständig Steigerung nötig wird, um überhaupt noch etwas zu empfinden? Ich glaube, ja, das kann man so nennen. Wenn man sich beim Sex lebendig fühlen möchte, muß man etwas empfinden. Zärtlichkeiten sind zum Beispiel eine Möglichkeit. Das funktioniert bei mir aber nicht lange, wird quasi aufgehoben durch den Makel. Schmerzen und ohnmächtiges Einander-ausgeliefert-Sein, das sind auch ganz lebendige Empfindungen. Aber ohne Abwechslung oder eben Steigerungen hält das nicht lange vor und wird langweilig.

Vielleicht kann man ja auch in Zärtlichkeiten und in der Liebe Steigerungen erleben. Aber ich fand das mehr in den Sachen, die mich hier hereingebracht haben. Mir war Gewalt im Leben sonst suspekt. Eigentlich habe ich Gewalt generell abgelehnt. Aber beim Sex ist das etwas ganz anderes. Die Frauen haben ja mitgemacht und den Schmerz teilweise als Lust empfunden – oder zumindest wegen des Geldes mitgemacht. Das ist dann ein Geschäft. Aggressivität wird als Geschäft erledigt.

Ich war selbst immer erstaunt darüber, wie leicht die Frauen bereit waren, solche gespielten Vergewaltigungen mitzumachen. Es ist gar kein Problem, Frauen zu finden, die alles mit sich machen lassen und reichlich locker darüber sprechen. Ich habe es immer höchstens zwei- bis dreimal mit derselben gemacht. Angefangen hat es mit Gesine, vor ungefähr zehn Jahren. Ich arbeitete damals so etwa zwölf bis sechzehn Stunden täglich, war ganz am Anfang mit dem Studio und mußte noch das meiste selbst machen. Nachts, nach der Arbeit, ging ich dann zu Nutten und reagierte mich ab. Das war aber langweilig. Dann war da Gesine. Sie wollte, glaube ich, eine feste und längere Beziehung. Aber dafür hatte ich keine Zeit. Da kam von ihr die Aufforderung, es mal mit Schlagen und Fesseln zu probieren. Ich war erstaunt. Vielleicht war das ihr Versuch, mich anzubinden. Jedenfalls kam die Gewaltforderung von ihr. Und sie hatte auch Spaß daran. Das weiß ich ganz sicher. Trotzdem hat sie mich dann nach einiger Zeit gelangweilt und abgestoßen.

Dann habe ich es mit Prostituierten gemacht. Immer nur mit Prostituierten. Die haben mir überhaupt erst alles beigebracht. Ich mit meiner Empfindlichkeit bei normaler, alltäglicher Gewalt habe da erst gelernt, was und wie man's machen kann. Ich kann keine Fliege erschlagen und konnte sogar in der Schule damals nicht mitansehen, wenn jemand eine Ohrfeige bekam. Aber das ist etwas ganz anderes.

Ich erinnere mich an das angewiderte Gesicht von der Staatsanwältin in der Gerichtsverhandlung, als ich erwähnte, daß die Prostituierten dankbar waren, wenn man das ganz sachlich mit ihnen machte. Ich habe ja auch immer aufgepaßt, mich gebremst, habe die Aggressionen nie richtig voll ausgelebt, nie richtig durchgezogen. Die Freude war immer abgelenkt durch das Problem, daß ich aufpassen mußte. Ich habe immer gebremst gearbeitet, weil sonst die Grenze überschritten worden wäre.

Wo die Grenze ist? Tja, wenn die Psyche sagt, es ist zuviel. Wenn einer dem anderen etwas antut, ohne daß ein Einverständnis erreicht wird. Das hat mit Vernunft zu tun. Wenn die Gefühle nicht mehr der Vernunft untergeordnet sind, dann wird die Grenze überschritten. Aber das wäre dann ja auch keine sachliche Vereinbarung, die miteinander abgesprochen worden ist.

Schuld? Ich denke, solange das Geschehen sich nur so entwickelt, daß man es sachlich betrachten kann, hat es mit Schuld nichts zu tun. Aber ich weiß davon nichts, weil ich mich damit nicht auseinandergesetzt habe. Das ist ein innermenschlicher Zustand, schuldig zu werden. Ich habe immer versucht, zwischen Gewalt am Körper und Gewalt an der Psyche zu trennen. Aber Sie haben recht, der Körper gehört ebenso zum Menschen wie die Psyche. Diese Trennung stimmt nicht ganz.

Schuldgefühle! Ich muß sagen, mir wird irgendwie flau im Magen bei diesem Wort. Das hat so etwas Ungutes und macht mich unruhig. Das hat mit schlechtem Gewissen zu tun, ist dann aber doch nichts anderes als verordnete Ordnung fürs Leben. Ich werde darüber nachdenken, aber ich glaube nicht, daß ich Schuldgefühle habe. Ich bin zu praktisch und denke, daß alles irgendwie geschieht. Das ist alles vorherbestimmt, und je nachdem erwartet man sich's dann vom Leben, vielleicht sogar ohne es zu wissen, aber auch ohne darüber zu staunen. Es geschieht, und wir müssen es durchhalten. Und wo, bitte, befindet sich die Grenze zwischen Schuld und Unschuld? Verordnete Ordnung oder verordnete Wahrheit oder verordnete Schuld, wo liegt der Unterschied?

Verantwortung? Sie meinen, daß Verantwortung sich nicht verordnen läßt? Immerhin, mir wurde in letzter Zeit so viel davon entgegengebracht, als ich keine Hoffnung mehr hatte. Ich werde versuchen, Sie zu verstehen und wirklich darüber nachzudenken.

Komm herein, Gesine, komm zu mir. Ich brauche dich. Mein Stecher, den du immer so gelobt hast, er ruft nach dir, giert nach deiner Möse.

Kurt Matussek liegt in seiner Zelle im Bett. Unter der Decke spannt sich seine Haut in lüsterner Erregung. Das Gespräch mit dem ernst und genau zuhörenden Pfarrer hat seine erotischen Phantasien in Bewegung gebracht und ihm die Ohnmacht verordneter Enthaltsamkeit in den Körper eingebrannt. Jetzt spürt er das drängende Begehren, das sich in seinen Hüften ausbreitet und Wellen aussendet, die in der Haut Spannung erzeugen, die kleinen Härchen aufstellen und jede Berührung sehnsüchtig beantworten. Er stellt sich vor, daß er Gesine herbeirufen könnte. Sie, die ihm das Geheimnis der Schmerzlust eröffnet hat und mit ihrer alle gesetzten Grenzen überwindenden, schrankenlos unendlichen Flucht in die Unterwerfung in ihm etwas freilegen konnte, das sich seither immer wieder befreien will. Wortloses Leiden und steinerne Trauer, die nur lebendig wird in den kurzen Momenten rasender, radikaler Kraft und Lust zugleich. Sich dem Schmerz ausliefern, der offensiv den Horizont niederreißt, zwischen Lachen und Weinen und Stöhnen.

Die schöne Gesine, gepeinigt und begehrt, in namenlosen Reihen wie ein Irrlicht flackernd, unvergessen und doch am Ende verloren.

Er versucht ihr Gesicht zu sehen und starrt zurück in dunkle Erinnerungsbilder, suchend hinter geschlossenen Lidern. Sie bleibt gesichtslos. Die blonden Haare kann er sehen, schweißnaß an ihrem Körper klebend, und große Brüste, riesig, wenn sie über ihm hing, an einer Kette befestigt, mit gefesselten Händen. Blaurot gefärbter Schmerz auf weißer Haut, wenn er ihre Brüste schlug. In ihrem Stöhnen bricht das Lächeln im Mund entzwei. Ja, ihr Stöhnen, wie aus unheilbaren Wunden hervorgezwungen und im Leiden lüstern und geil, das war Gesine. Daran kann er sie wiedererkennen, Brunftschrei und Angst in einem, aufgelöst in totaler Lust.

Hallo, Stecher! Sie nannte ihn nach dem, was sie von ihm wollte, ironisch, aber auch einladend, es immer wieder zu tun.

Er stellt sich vor, daß sie jetzt hereinkommt und sich ihm anbietet, sich verführerisch auszieht, spöttisch lächelnd, als würde sie sein geheimstes Denken kennen. Eine Welle von Zärtlichkeit durchflutet ihn. Er will im Duft ihrer Haut versinken und die köstliche Spannung der ersten Berührungen bis in die Fingerspitzen spüren. Ihr Körper drängt sich zu ihm unter die Decke. Er liegt ruhig da, jede Regung auskostend mit geöffneten Poren, wie in Zeitlupenaufnahme Intensität steigernd. Gesine fordert ihn, lockt ihn, reibt sich an ihm. Ihr Mund haucht Küsse über ihn, mit der Zunge spielt sie auf der Landschaft seiner Haut. Kußbereit liegt er da und will sie mit seinem Zögern quälen. Geheime Sehnsucht kocht in ihm, und seine Erregung läßt sich ihrem Suchen nicht verbergen. In zitternder Gier muß er sich ihr beweisen, hart aufgerichtet. Ihre nasse offene Scham nimmt ihn in sich auf. Sie kann nicht länger warten.

Da beginnt er sich zu bewegen. Ihr Körper windet sich in seinen Armen. Sie stöhnt in glücklicher Lust. Tief in ihr drinnen stößt er zu, gleitet auf und ab im weich sich ihm öffnenden Schoß. Sie wispert und jauchzt, und er stürzt sich auf sie mit der Sehnsucht langer Wochen und Monate. Er umfängt sie mit Haut und Haar. Alles will er haben, um alles zu geben. Die Lust tobt in ihm schmerzhaft und leidenschaftlich. Es ist wie immer, explodierendes Rasen und zugleich äußerste Intensität im Gerichtetsein auf ein Ziel. Der letzte Fluchtpunkt, in dem Lust und Schmerz, so wie du und ich, eins werden, unserem Fremdsein zum Trotz.

Sie stöhnt und schreit, und er würgt ihren weißen Hals, bis sie fast erstickend gurgelt. Er beißt in ihr Fleisch, und sie schlingt sich um ihn herum, gibt ihm alles, was sie hat, innen und außen, laut und leise, weich und feucht und Unendlichkeit verheißend.

Bis er dann, viel zu schnell, sich heiß in ihr ergießt. Erschöpft liegen sie beide da, untrennbar ineinander verwachsen, in ihrem Schoß zieht ein unersättlicher Sog und schließt sich wie ein Ring um ihn. Ihre Nase ist in seiner Achselhöhle vergraben. Sie knabbert an seiner Haut. Aber dann wandert ihre Zunge zwischen geöffneten Lippen hinüber zu seiner Brustwarze und zerrt zärtlich fordernd daran, um ihm spielerisch die nächste Runde anzukündigen.

Ohne lange Pause flutet die Erregung erneut durch ihn. Sein Blut beginnt wieder zu pulsieren, und er spürt ihren Körper wie einen Lockruf. Da reißt sie sich los und holt aus ihren abgelegten Kleidern den Gürtel, mit dem er sie fesseln soll. Sie liegt jetzt auf dem Rücken in seinem zerwühlten Bett. Er zerrt ihre Arme und Beine fest aneinander, bindet den Gürtel drumherum und läßt sie hilflos gespreizt liegen, während er mit dem Laken ihren Oberkörper an die Matratze fesselt.

Ihr geöffnetes Loch schreit ihm entgegen, und er drückt seinen Mund in ihre nassen Schamlippen, taucht seine Zunge tief in sie. Er schmeckt seinen eigenen stumpfen Samen, den er in sie gespritzt hat, und saugt sie aus, ihre Säfte vermischt mit seinen.

Dann will er wieder in sie eindringen. Diesmal nimmt er das enge Loch im Hintern. Er gleitet zuerst mit einem Finger hinein und wühlt in ihr, bis sie schreit. Dann stößt er mit seinem Schwanz nach, hart und tief, um sie aufzureißen. Ihr gellender Schrei mündet sofort wieder in tiefes Stöhnen und erzählt von einer Lust, die sich im Schmerz nicht auflösen läßt. Er krallt seine Hände um ihre weichen Brüste, drückt und quetscht sie und preßt seinen Körper auf die gefesselte Frau, bis sie keine Luft mehr bekommt und japsend keucht. Da spritzt er noch einmal seinen Samen zwischen ihre Schenkel, auf den Bauch, bis ins Gesicht hinauf.

Dann befreit er sie von den Fesseln und hält sie wie ein wimmerndes Bündel in seinen Armen.

Jetzt erst wird ihm klar, wo er sich befindet. Er hat in seiner wilden Begierde alles um sich herum vergessen. Still liegt er da und versucht sich zu orientieren. War er laut? Hat man ihn gehört und womöglich belauscht? Hat er geredet, gestöhnt oder geschrien? Auf seinen Schenkeln klebt noch der kalte Samen, und er spürt die nassen Flekken des zerwühlten Bettlakens auf der Haut.

Scham und Schuld, peinlich berührt liegt Kurt Matussek in seinem Bett und erinnert sich. Pfarrer Walter hat über Schuldgefühle gesprochen. Jetzt bemerkt er, der noch vor wenigen Stunden energisch dagegen argumentiert hat, daß ein merkwürdig schlechtes Gewissen in ihm entsteht. Wie absurd peinlich ihm jetzt sein erotischer Ausflug mit Gesine ist. Er fühlt sich irgendwie ertappt und beschämt. Er beobachtet sich aber zugleich selbst und erinnert sich plötzlich an längst in Vergessenheit geratene Schamgefühle, wenn er sich, genauso wie jetzt, die aufregendsten Sauereien ausgedacht hatte, die sein Knabenhirn hervorbringen konnte. Wenn er sich's in seinem Bett schön gemacht hatte, den juckenden Stachel bedient und ruhig gemacht hatte, dann gab es immer dieses innere Erschrecken, erregend, fast lüstern, ein Schauder, der Scham mit Angst vermischte und Kurt mit schlechtem Gewissen zurückließ.

So, wie er jetzt nicht will, daß jemand im Gefängnis die befleckte Bettwäsche entdeckt, so hoffte er damals, die Mutter werde nicht wieder eine ironische Bemerkung machen. Eindeutig zweideutig nannte er ihre kühle Sachlichkeit. Die Poster in seinem Zimmer waren zum Beispiel immer wieder Zielscheibe ihrer Anmerkungen, ebenso die Bildbände mit Nacktfotos, die er sich von Großvaters Bücherregalen holte.

Bringen Sie die Bildbände zurück ins Arbeitszimmer, die bekommen meinem Sohn nicht, sagte sie eines Abends zu dem Hausmädchen, das daraufhin fast die Teekanne fallen ließ, denn kurz vorher hatte sie ja mit Kurt oben in seinem Zimmer ebendiese Bücher durchgeblättert. Ob die Mutter das gewußt hatte oder ob ihr zufällig ein Volltreffer gelungen war, hat Kurt nie herausgefunden. Aber die kühle Unberührtheit, mit der die Mutter das sagte, war typisch für sie.

Diese immer vernünftige, oft sogar resolute Haltung, in jeder Situation durchsetzungsfähig zu sein, ohne Gefühle zu zeigen, wenn Kurt heute daran denkt, spürt er noch das flaue Gefühl im Magen.

Und plötzlich erinnert er sich an etwas, das er seit Jahren oder Jahrzehnten vergessen hat. Er muß damals zehn gewesen sein. Es war kurz nach der Scheidung der Eltern. Die Mutter hatte ihm das irgendwann, quasi so nebenbei mitgeteilt. Den Vater selbst hatte er nie mehr gesehen, seit er so plötzlich ausgezogen, verreist oder verschwunden war. Man erwähnte ihn nicht, niemand sprach über ihn zu Hause. Und auf einmal ging der Vater drüben auf der anderen Straßenseite. Kurt sah ihn, und der Vater sah Kurt. Er blieb stehen. Autos und Menschen waren zwischen ihnen. Der Vater sah müde und traurig aus. Er war nicht mehr so groß, wie Kurt ihn erinnerte. Der Vater sagte etwas. Kurt wollte rufen, da nahm die Mutter seine Hand und zog ihn wortlos weiter. Ruhig, als wäre nichts geschehen, machte sie ihre Erledigungen und redete kein Wort über das, was vorgefallen war.

Wieder spürt Kurt die kleine Welle aus Erschrecken und Scham, die ihn berührt und seinen Körper durchflutet. Warum hat er selbst damals nichts gesagt? Warum hat er nichts getan? Warum ist er wortlos mit der Mutter nach Hause gegangen? Kann es böses Verhalten als Folge von Ungerechtigkeiten geben? Wer ist böse? Wer ist ungerecht? Der Vater oder die Mutter oder gar er selbst?

Mit diesen verwirrenden Fragen schläft Kurt ein. Und er träumt von der Großmutter. Sie sitzt am Fenster neben dem Kuchenbuffet, und sie redet und redet und redet. Er hört sie vom Krieg erzählen und daß es allen jetzt doch so gut gehe, Essen sei da, und sicher seien sie auch. Und sie redet von Hunger und Angst, von Bomben und von mordenden Unmenschen. Sie sitzt da, und es redet aus ihr wie ein Tonband oder eine Platte. Vielleicht lebt sie nicht mehr, aber all der Schrecken, den sie in zwei furchtbaren Kriegen miterlebt hat, wird unaufhörlich und endlos wiederholt.

Tage, Wochen, Monate vergehen. Die Gedanken drehen sich immer wieder im Kreis. Wie kann man hier zu Ergebnissen kommen? Welche Konsequenzen ergeben sich aus den vielen Gesprächen und dem stundenlangen Nachdenken? Und welche Folgen haben Träume, Phantasien, wachgerufene Bilder von verloren geglaubten Erinnerungen? Was können sie denn bewirken, über das Erkennen hinaus? Wie weit reicht das Erkenntnisinteresse? Und wie weit reicht das Erkenntnisvermögen, zu lernen, ohne zu vergessen?

Kurt Matussek spürt die kreiselnde Stillstandsbewegung seiner eigenen Unklarheiten, aus denen heraus es gegen die allgemeinen Verstrickungen anzukämpfen gilt. Um der Angst zu entkommen, die in dieser Hölle, diesem Ort der Verdammnis immer wieder auf ihn wartet, stürzt er sich in Ekstase oder in Ekstasenersatz. Träume, die er für sich selbst veranstaltet, erregende Phantasien zur Feier fleischlich lebendiger Lust, um der drohend lauernden Verzweiflung etwas entgegenzusetzen.

Beharrlich zeigt ihm dann der Pfarrer in geduldigen Worten, daß die Entleerungsrituale nicht zur Erneuerung führen, sondern nur zu einer Leere, die sich immer wieder neu auffüllen wird im Zeichen der Gewalt. Erlösung sei nicht zu haben, weder um den Preis des Leidens noch durch veranstaltete Schmerzen. Menschsein beweise sich in der Fähigkeit zur Liebe, zu Begegnung und Nähe, die aber aus dem distanzschaffenden Trennungserlebnis, aus dem Nein als Vorausbedingung für das Ja erst möglich werde. Diese Balance zu finden, das könne er hier unter den extremen Bedingungen – quasi wie in einem Experiment mit sich selbst – entdecken lernen.

Kurt Matussek erkennt hier im Vorhof der Totenwelt die Gleichgültigkeit des Lebens, die allen Ereignissen, ob jubelnde Begeisterung im Glückstaumel oder Verzweiflung, Zerstörung und Schmerz mit Ewigkeit antwortet, unbedingt, erhaben und unbegreiflich. Er muß auch sich selbst prüfen, seine eigene Bedeutung finden im Angesicht dieser Ewigkeit.

Wenn er zurückdenkt, erkennt er in seinem Leben nichts von Bestand. Aber was besteht vor der Ewigkeit? Pfarrer Walter spricht von der persönlichen Verantwortung, die den einzelnen Menschen zum Subjekt werden läßt. Bewußt Verantwortung zu übernehmen für eigene Entscheidungen, für das, was man im Leben, im Alltag tut. Das erfordert ein hohes Maß an Selbstkritik, und wer bringt das auf? Kurt Matussek versucht sich zu erinnern, das eigene Leben rückschauend zu rekonstruieren. Aber er erkennt nur Ereignisketten, viele Frauen und viel Arbeit, Sex als Ausgleich für Leistungen.

Er hat die Frauen als Loch gesehen, sie benutzt, um für seinen Schwanz Lustereignisse zu gestalten. Soweit er sich zurückerinnern kann, handelte es sich um eine Art Geschäft. Entweder benutzten ihn die Frauen ebenso für ihr Vergnügen, oder sie nahmen für ihre Dienstleistungen Geld. Die zahllosen, namenlosen Episoden hinterließen kaum Spuren in seinem Gedächtnis. Rückblickend kann er in keiner Liebe erkennen. Liebe, was ist das? In den Worten des Pfarrers klingt das alles sehr erhaben, aber sind diese Gefühle denn nicht für die meisten eine einzige Plage? Die heftigste Liebe verwandelt sich doch irgendwann in Gleichgültigkeit und Langeweile.

Je mehr er versucht, eindeutige Antworten zu finden und Lösungen für das Dilemma, in das er sich durch Reden und Nachdenken verstrickt hat, desto verwirrter fühlt er sich. Er weiß, daß Pfarrer Walter es gut mit ihm meint, aber zwischen ihnen bleibt etwas unausgesprochen. Ja, Matussek versteht jetzt, daß er sein unempfindlich stumpfes Dahinleben durch immer neue Formen extremer gewalttätiger Geilheit zu intensivieren versucht hat. Für ihn war Schmerz der große Beweger, der Stachel, der ihn spüren ließ, lebendig zu sein. Aber die Lust an der Qual läßt sich nicht zerreden. Was tun, wenn nicht zu verleugnen ist, was aber auch nicht mitgeteilt werden kann? Wohin damit?

Kurt Matussek hat sich an ein Leben in Gefangenschaft gewöhnt. Das unerträglich Unfaßbare wird aufgeteilt in kleine und kleinste Einheiten alltäglicher Anpassung, in der sich die zersplitterten Bruchstücke des Widerstands auflösen. Der Überlebenswille findet Möglichkeiten der Bewältigung des Unmöglichen, und die Hoffnung auf zukünftige Erlösung versüßt einen Alltag, der alle Empfindungen zu zermürben droht.

Aber man muß auch hier larvieren, sich klug verhalten können, nicht alles preisgeben. Und Kurt Matussek, der nun nach mittlerweile zwei Jahren Haft all sein Hoffen auf einen Gnadenakt zur Halbzeit gesetzt hat, weiß sehr genau, daß Schuldeinsicht und Reue erwartet werden, um die zweite Hälfte der Strafe zur Bewährung auszusetzen.

Daß man sich überhaupt an so ein Leben gewöhnen kann! Daß man streckenweise sogar vergessen kann und sich mit dem bißchen einrichtet, das sie einem hier noch lassen. Ich hätte es nie für möglich gehalten. Man gewöhnt sich an die miesen Figuren hier, an die Halunken ebenso wie an die Blubberbacken und die Scheinheiligen. Man lebt mit dem zugewiesenen Rest. Und auch das ist Leben.

Wer weiß, was noch alles Leben genannt werden kann. Der Mensch gewöhnt sich an etwas und findet es zuletzt ganz normal, denkt womöglich, das muß so sein, bis er dann irgendwann diesen Alltag sogar verteidigt.

Das Verrückte daran ist, daß das für mich genauso gilt. So wie ich mich jetzt unbegreiflicherweise an ein Leben gewöhne, das nur einen minimalen Spielraum hat, und ich gewöhne mich ja sehr, richte mich ein, mach's mir sogar zeitweise gemütlich. Ich habe meinen täglichen Rhythmus, und Mutter sorgt fürs Praktische. Ferdinand ist mir ein zuverlässiger Freund geworden. Nicht mehr der Rede wert die paar Wutanfälle, das selten gewordene Aufbegehren. Ab und zu ein Samenkoller. Sexuell gesehen lebe ich sozusagen wie ein Mönch. Aber auch das geht.

Ich hätte es ja niemals für möglich gehalten, daß die Triebe so verschwinden können. Kein Bedarf mehr! Das bißchen Wichsen mit einem kleinen Vorrat an Phantasien, ein paar Ausflüge in Träume, die ihr Recht behalten haben auf Geilheit und Wahnsinn, ohne sich der Ordnung hier zu unterwerfen. Aber das war's dann schon. Und was sonst an Schweinereien hier passiert, die Typen trauen sich an mich nicht ran. Geredet wird darüber offiziell nicht, obwohl Reden hier so viel gilt.

Es sieht so aus, als ob die Leute, die hier arbeiten, das für normal halten. Die meisten sehen aus wie nie gefickt. Reinstecken, ja, aber mehr kennen die wohl nicht. Die brauchen das vielleicht nicht? Und deshalb ist ihnen schon allein der Gedanke widerlich an all das hier oder an das, was ich gemacht habe, sich das vorzustellen oder es womöglich für normal zu halten.

Wenn Ficken nichts anderes bedeutet als Reinstecken und ein paarmal hin und her und das war's dann schon, dann meint man vielleicht eines Tages, daß das alles seine Richtigkeit hat. Wie soll man sich dann verständigen? Diesbezüglich gibt's sowieso kaum Worte, und wenn einen schon Welten trennen, dann geht sowieso nichts mehr. Und wer ist im Besitz der Wahrheit? Wer lebt verkehrt? Wie soll man einem, der sich nicht auskennt, das Ficken erklären? Worum es dabei überhaupt geht? Man kann doch nur etwas begreifen, wenn man es ungefähr erlebt hat. So wie mir etwas aufgezwungen, etwas verordnet wurde, was ich nicht für möglich gehalten hätte, als Strafe zugemutet, aber dann doch auch wiederum eine Art Leben, mit Sitzplatz und Beleuchtung.

Wie sollte man denen Rausch oder Ekstase verordnen? Wie sollte man mit Worten beschreiben, daß man wach wird im Skandal des Schmerzerlebens? Daß Schmerzzufügen und Spüren eines wird, weil in der Qual die Lust unbedingt zu Grenzzeichen hinführt, zu Grenzsituationen.

Wenn über etwas nicht geredet werden darf, wie soll es vermittelt werden? Wenn ich mit Pfarrer Walter rede und mich sehr gut mit ihm verständigen kann, er, der mir so geholfen hat, aber trotzdem, da geht nichts mehr. Eher noch mit Herrn Fuchs. Aber auch das geht nicht, weil ich mir die Bewährung nicht vermasseln darf. Oder doch?

Vielleicht könnte man mit ihm reden, vielleicht weiß er mehr, als er sagt? Nein, das hat mit Vertrauen zu tun, Männerfreundschaft und Verantwortung. Da haben sie mir, jeder auf seine Art, etwas rübergereicht. Das tut gut, das hat mich hier gerettet.

Aber wenn ich den Spieß umdrehen wollte, sie mitnehmen würde zum Beispiel, zeigen und mitmachen lasse. Das ist unvorstellbar! Wieso eigentlich? Es geht nicht, etwas ist wie eine Mauer, wie ein Hindernis dazwischen, oder ein Graben, unüberwindlich trennend.

Ich würde es ja zu gern probieren, würde gern sein Gesicht sehen und hören, was er dann sagt. Bei der dicken Lydia zum Beispiel oder bei der komischen Carola in ihrem sogenannten Arbeitszimmer, ha! Der dürre Knabe, lang und schmal, ob er dann das große Schlottern hätte? Oder ob er dazu auch noch wichtige Worte fände? Pfarrer Walter, zuschlagen könntest du wohl nicht, aber das muß ja nicht sein, nur, würde es dich geil machen? Würdest du spüren, was da abgehen kann?

Ich kann's mir nicht vorstellen. Da ist eine Grenze in mir. Ha! In mir selbst ist die Grenze. Moment mal, was heißt das? Etwas sperrt sich in mir, dich auch nur in Gedanken dahin mitzunehmen. Und womöglich ist das, was sich in mir sperrt, das gleiche, das auch in dir wäre und sich widersetzen würde?

Gesetzt den Fall, du würdest überhaupt mitgehen, warum? Um zu bekehren, oder aus Lüsternheit? Oder vielleicht nur, um überhaupt zu verstehen, worum es geht? Und dann? Begreifen heißt zugreifen, mit den Händen greifen, um zu erkennen und zu verstehen. Theoretiker vermeiden das Risiko, das sie mit den Erfahrungen eingehen würden, wo die Angst lauert. Sie suchen nach reinen Theorien, die nichts und niemanden angreifen und meinen, daß die here reine Idee vom Leben irgendwie lebbar gemacht werden müßte. Das sollte mir einer mal zeigen, wie man Sex als Idee so praktiziert, daß man niemanden angreift.

Weißt du, was mich betrifft, ich kann dorthin gehen und auch woandershin, überallhin, weil es mir nichts bedeutet. Es berührt mich nicht. Du dagegen suchst in allem irgendeine tiefere Bedeutung, einen Sinn, dadurch vielleicht bist du so empfindlich. Oder es kann auch andersherum sein, vielleicht suchst du immer nach dem Sinn, weil du empfindlich bist? Vielleicht mußt du die Grenzerfahrung vermeiden, weil du sie nicht ertragen könntest?

Wie dem auch sei. Ich kann das jedenfalls ganz abstrakt sehen oder sachlich. Ich kann die Bilder lenken, die Empfindungen und Gefühle. Dich, glaube ich, würden sie überwältigen.

Ich suche dabei nach den Grenzwerten. Wie weit kann ich gehen, ohne meine Kontrolle zu verlieren? Was kann ich tun, ohne auszuflippen? Was alles ist möglich, obwohl eigentlich unmöglich? Die eigene Angst zu überwinden, sich selbst immer wieder in neue Grenzbereiche wagen und den Beweis erbringen, wer der Herr im Haus ist, ich oder ich!

Andere tun das auch, aber eben im Sport oder bei all den Leistungen, die mit Arbeit und Geld zu tun haben und deshalb von jedem respektiert werden, oder, was auch als eher normal angesehen wird, beim Autofahren zum Beispiel, alles geht, alles gilt, nur bei der Fickerei – und dann noch mit Gewalt –, da hört der Spaß auf!

Ich kann mich aber nicht wirklich schuldig fühlen. Die Frauen haben immer freiwillig mitgemacht. Nie habe ich jemanden gezwungen. Und so manche ist ganz schön heiß dabei geworden. Nur, das kann man euch nicht erklären. Oho! Das geht zu weit. Bei aller Liberalität, was nicht sein darf, kann nicht sein.

Und weil ich hier raus will, muß ich Reue zeigen, die aber doch aus innerer Gleichgültigkeit entsteht. Ich muß das Urteil als Strafe akzeptieren, weil ich Frauen dafür bezahlt habe, daß sie meinen Wünschen entsprachen und sich Gewalt antun ließen. Sie brauchten das Geld. Das habe ich für meine Zwecke ausgenützt. Aber das hier ist so ein brutaler Ort, da hätte es bessere Strafen gegeben. Bekenntnisse oder Änderung der Gefühle finden hier nicht statt.

Ich habe viel nachgedacht hier drinnen, und da ist mir klargeworden, daß man ohne Liebe und ohne Beziehungen zu anderen Menschen nicht richtig lebt. Aber wie soll man so etwas können, wenn man es nicht gelernt hat? Wie soll ein Farbenblinder Farben erkennen können?

Liebe war nie ein Thema für mich, leider. Das ist ein Fehler, aber ich habe es auch selbst nie erfahren. Meine Kindheit war wohlversorgt. Ich hatte es gut. Die waren nett zu mir zu Hause. Ich hatte zu essen. Ich kann mich an keine Prügel erinnern. Wenn ich Mist gebaut habe, wurde mir das gesagt, geschimpft hat niemand.

Gefühle habe ich kaum kennengelernt. In der Schule war ich immer gut. Alle hielten mich für vernünftig. Ich sollte oft auf andere aufpassen oder guten Einfluß auf sie ausüben. Ich war meistens Mittelpunkt. Sie kamen zu mir, um sich Rat zu holen, wenn sie Kummer hatten. Ich war immer wieder überrascht, daß die so viel Zuneigung zu mir hatten. Ich war für die ein sachlich vernünftiger Gesprächspartner.

Genauso wie hier mit euch. Ich konnte es zuerst gar nicht glauben, wieviel Zuneigung und Vertrauen mir von euch hier drinnen und auch von Ferdinand entgegengebracht wurden. Ich hatte mich so sehr an das Alleine-Denken und Einzelnsein gewöhnt, daß mich eure Angebote zuerst mißtrauisch machten. Dann wurde mir klar, das ist wie früher, mein sachlich vernünftiges Denken, mein Verständnis bewirkt eure Zuwendung.

Ich weiß jetzt, daß ich selbst Kopf und Körper immer getrennt habe. Der Kopf beinhaltet Denken und Psyche, der Körper die Sexualität. Mit dem Körper habe ich meine Neigungen ausgelebt und mit dem Kopf rational gedacht. Und dazwischen gibt es diesen Widerspruch. Es scheint sich zu bekriegen. Wenn ich daran denke, daß das nicht in den Griff zu kriegen ist, kommt so eine innere Spannung auf. Etwas erzeugt eine gewisse Unruhe, diese Übelkeit im Magen. Entweder kann ich aufhören darüber nachzudenken, wenn ich mich konzentriert mit etwas beschäftige oder ich setze es massiv in Lust um, indem ich mir etwas Geiles ausdenke, vorstelle und es auch ausprobiere.

Und das ist nicht das wundersame Reich der Sinne, von dem ihr zu sprechen beliebt, wo die schönen Seelen, reich in sich selbst, dem Genie des Herzens gehorchend, sich einer Ekstase ausliefern, die beglückt. Nein, die Idee von Liebe in Reinheit und Harmonie scheitert an der geschäftsmäßigen Nüchternheit, mit der Körper sich benutzen lassen. Immer wieder wird versucht, mit großen Worten eine Wahrheit zu beschwören, an die man sonst vielleicht nicht glauben könnte, Liebe oder was man dafür hält. Aber im Schmerz und in der Qual beweist sich eine andere Wahrheit, die auch nicht angezweifelt werden kann. Es ist die Grenze zwischen Leben und Tod, zerbrechlich, grausam, unerbittlich und unbegreiflich, grotesk. So unsinnig und unverzichtbar wie alle Grenzzeichen, die gegen die Gleichgültigkeit aufgeboten werden.

Wer sich zum Anwalt für die schutzlosen Opfer von Sadismus und Gewalt macht, muß sich fragen lassen, ob er auch lachen kann im Grauen? Wer erbarmungslos über Wahrheit verfügt, dürfte nicht Recht sprechen. Ich spüre in mir den Zorn, den ich nicht zeigen darf, um eurem Urteil zu entsprechen und auf Gnade zu hoffen. Die Ideen, die zur Verständigung über die Welt gebraucht werden, setzen voraus, daß es einen Zustand des Vollkommenen gibt. Und dieses Vollkommene haben wir anzustreben. Ich dagegen verbünde mich mit dem Zweifel, sehne mich nach dem

Unvollendeten. Brüche, Stückwerk, Schattenspiele, die Traumbilder eines Lebens, wo Schmerz und Lust einander nicht fremd sind.

Nein, sie ist keine komische Alte, die wilde Therese, längst nicht mehr schön, Haut und Haar, Brüste und Hintern, verbrauchtes Fleisch, genötigt, gefordert, von ungezählten Schlägen gefoltert. Aber sie ist immer noch wild entschlossen, dem Leben etwas abzutrotzen. Komm mit zu ihr, Pfarrer Walter, beiß dich mit deiner Moral fest in ihrer Lebenswut. In den dreckigsten Spelunken hinter der Potsdamer treibt sie sich herum, säuft im *Letzten Heller* ganz elegant den ekelhaften Fusel und sucht sich irgendeinen Kerl aus, den sie dann mitnimmt. Keiner weiß, wonach sie entscheidet. Man erzählt sich die wildesten Geschichten über sie. Ihre giftige, böse Zunge wird von allen gefürchtet und trotzdem gibt es keinen, der sie nicht respektiert. Sie spuckt auf das Wahre, Schöne und Gute und auf die, die es sinnleer anstarren. Nur was Lust verschafft, gilt ihr als Wissen und Wahrheit. Leben muß die falsche Scham abstreifen, solange, bis es zerbricht.

Sie ist die Herausforderung und die Herrin. Ihr Pensum ist gewaltig. Sie sucht die Gewalt. Sie will wirklich geschlagen werden. Wilde Gier und Leidenschaft steigern sich, je unerbittlicher sie traktiert wird. Ich hab sie keuchen gehört in rasender Lust und schreien mit irrer, schmerzverzerrter Grimasse. Sie hängt sich über den Bock und läßt sich aufreißen in geheimsten Tiefen. Sie liefert sich aus und winselt, röchelt, wimmert und will immer mehr, bettelt um den Schmerz, in dem sie nach Auflösung sucht. Sie will sich selbst verlieren, immer wieder neu, nur noch Loch sein, unersättlich, unendlich und doch vergeblich. Weil alle Qual so lange wieder ins Leben zurückführt, bis der Tod endlich das Entsetzen mit seiner Seligkeit erlösen wird. Aber erst der Tod geht sie nichts mehr an.

Blut und Rotz und Pisse gibt sie von sich. Wenn du das

sehen könntest, Pfarrer Walter! Sie kotzt und scheißt und flucht, um dich noch mehr zu reizen. Sie wehrt sich nur, damit du sie noch härter schlägst. Sie weint und lacht und will, daß du sie ganz durchbohrst und dabei deinen Kopf verlierst, damit sie sich verlieren kann. Oho! Ich habe mit ihr gekämpft und gerungen. Sie hat den letzten Tropfen aus mir herausgeholt und hat sich selbst zuletzt doch nie preisgegeben.

Was für ein Weib! Sie sucht und gibt nicht auf. Sie tut es und redet nicht darüber. Sie lebt ohne Maske oder Tarnung und kann vielleicht dadurch die Maskerade eures Lebens in schamloser Heuchelei entdecken.

Hier liege ich in meiner Zelle, ohnmächtig ausgeliefert und auf Gnade angewiesen. Meine Nachtgedanken berühren Erinnerungen, Lichtjahre fern, unvereinbar und doch so nah, hier in dieser Stadt. Die Bilder tragen mich und meine Sehnsucht, sie lassen mich durchschauen, durch alle Versteinerung hindurch, sie wissen von meinen Wünschen, von meinem Begehren und meiner Angst. Denn es gibt in den Menschenherzen Wunden, die nur besänftigt werden können durch das Zufügen anderer Schmerzen.

Nachtigall, zu Diensten

Ich will dich haben! Erregt und begehrlich flüstert sie und zieht ihn vorsichtig, damit es niemand bemerkt, ins Haus hinein, gleich hinter die Tür. Er läßt sich ziehen und lacht ein bißchen erstaunt, mit amüsierten großen Augen. Langsam nähern sich seine Lippen den ihren, die sehnsüchtig warten, seine Zunge schiebt sich tief in ihren Mund. Wie eine Durstige trinkt sie, saugt einen Gaumen Saft aus ihm heraus, versinkt in diesem Kuß. Sie schmiegt sich an ihn, will ihn in sich spüren, sich ihm öffnen und hingeben, von ihm tief in ihrem Innersten berührt werden.

Komm, ich will dich haben. Ich glühe, ich verbrenne, komm in mich rein!

Sie atmet schwer. Er preßt sie gegen die Wand. Ihre Hände umklammern ihn. Er hält ihr den Mund zu. Mit der anderen Hand wühlt er zwischen ihren Schenkeln unter dem Rock. Sie trägt kein Höschen. Seine Finger gleiten in den nassen Saft, hinein in die heiße Höhle, die so nach ihm giert. Ihr Körper zuckt lüstern. Sie stöhnt und windet sich in dem Verlangen, ihn ganz in sich haben zu müssen.

Suchend schaut er sich um. Draußen sind die Stimmen der anderen ganz nah. Er zieht sie in die Toilette hinein, öffnet seine Hose und drückt ihr endlich den heiß und sehnsüchtig erwarteten harten Schwanz hinein. Wie eine Verdurstende, deren Mund mit Wasser benetzt wird, spürt sie ihn hineingleiten, warm und stark, langsam tiefer und tiefer, bis er sie im Innersten berührt. Sie küßt ihn dort willkommen, taumelt ihm entgegen, umfängt ihn, tanzt mit ihm, liebkost ihn und genießt seine Kraft. Und ihr Mund saugt weiter an seinem. Oben und unten will sie seinen Saft haben, ihn austrinken bis auf den Grund, aussaugen und seine Stärke auflösen in einem Feuerwerk explodierender Lust, das sich in ihr ausbreiten soll. Sie will ihn schmecken und spüren und riechen und haben und in besinnungslosem Verlangen mit ihm eins werden, einen Augenblick lang, im Geben und Nehmen sich und alles loslassen, nur noch gierige Lust sein.

Ein heiserer Schrei kommt direkt tief aus ihrer Brust hervor. Da verschließt er ihren Mund mit seinem, beißt in ihre Lippen und stößt tief in sie hinein, preßt sie gegen die Wand, drückt sich mit seinem schweren Körper fest an sie.

Und sie spürt eine wunderbar warme Welle, die sich aus ihrer Mitte bis in die Füße ausbreitet. Sein Saft strömt in sie hinein, gleitet mit der Welle durch alle Schleusen ihres Körpers, und sie lacht in grenzenlos seligem Glück. Sie spürt ihn in sich, als wäre sie an seinem Zauberstab aufgespießt, alles ist auf diese Mitte hin gerichtet, alles geöffnet für ihn. Wellen durchfließen sie kreuz und quer. In süß schmeckender Hitze strömt die zuckende Lust durch ihren Körper, immer wieder, immer noch, bis sie langsam verebbt. Helen spürt seine starken Arme um sich herum. Er hält sie fest. Sie küßt seinen weichen Mund sanft, dankbar lächelnd und schmiegt sich glückselig in seine Umarmung.

Eigentlich ist sie schon wach, aber der Traum war so schön; halb dämmernd, wissend, daß sie träumt, hat sie weitergemacht, mitgespielt und liegt jetzt seufzend in lüsterner Erregung im Bett. Ihre Finger spielen mit den nassen Schamlippen. Sie streichelt sich zwischen den Schenkeln und reibt sanft über das fast schmerzend überempfindliche Häutchen des Kitzlers. Die Erregung pulsiert durch ihren Körper. Sie windet und bewegt sich schwer atmend, läßt sich streicheln von der weichen, wohlig-warmen Bettwäsche.

Noch einen kleinen Augenblick genießend verweilen, der Lust nachspüren, die Bilder festhalten. Dann nimmt sie Block und Bleistift, die jetzt immer griffbereit an ihrem Bett liegen, und schreibt.

Ich bin mit Robert zu einem Fest eingeladen, ein sehr elegantes großes Haus, viele Menschen auf der Terrasse, es wird getanzt. Ich will so gern mit Robert tanzen. Er ist eiskalt ablehnend. Er geht weg zum Ende des Gartens, dort ist es dunkel. Ich will, daß er zurückkommt, halte ihn fest, zerre an ihm, wir stolpern, fallen über eine Mauer. Dahinter muß ein tiefer Abgrund sein. Wir können uns gerade noch festhalten.

Ein fremder, schwarzhaariger Mann kommt direkt auf mich zu. Er zieht mich wortlos hoch und hält mich fest. Seine großen, dunklen Augen sind voll goldener Punkte, eingerahmt von einem leuchtenden Schimmer. Sein Blick ist warm und offen. Ich sinke irgendwie in ihn hinein, wie Liebe auf den ersten Blick.

Er nimmt mich an der Hand und führt mich zurück zu den anderen, tanzend schiebt er mich zwischen den Menschen durch. Ich sehe nur noch ihn, höre die anderen rundherum lachen und schwatzen, aber für mich gibt es nur noch diesen betörenden Fremden. Ich rieche ihn und spüre ihn und will ihn schmecken und ganz in mir haben.

Ich ziehe ihn ins Haus hinein und küsse ihn erregt und wie von Sinnen vor Verlangen. Er verschwindet mit mir im Gästeklo und fickt mich. Vollendet! Wunderbar!

Ich habe ihn wirklich in mir gespürt, wie echt, dunkel, fleischig und warm. Absolut phantastisch. Orgasmus, wie selten zuvor! Habe ich den selbst gemacht? Oder durch den Traum?

Sag mal, wie geht's dir eigentlich jetzt mit deiner Psychotherapie? Ich bin so neugierig, und du redest nie darüber. Was passiert denn da? Gibt es Neuigkeiten?

Na und ob! Im Oktober hab ich angefangen und bin jetzt gerade mal bei zehn Sitzungen. Ich hätte nie gedacht, daß durch solche Gespräche so viel passieren kann und, das muß man allerdings dazurechnen, durch die Hausaufgaben, die sie mir aufgibt. Man braucht viel Zeit dafür. Aber du weißt ja, ich habe fest vereinbart, daß im einzelnen darüber nicht geredet werden darf. Viola, es ist unglaublich. Es ist eine einzige Entdeckungsreise in ein fremdes Land, und doch vertraut. Ich entdecke etwas, das ich eigentlich schon kannte. Aber ich wußte nicht, daß ich es weiß.

Das klingt ja wahnsinnig spannend, aber ich kann mir so gar nichts darunter vorstellen. Was heißt Hausaufgaben? Mußt du etwas aufschreiben?

Ja, nein. Aufschreiben schon, aber das sind nicht die Aufgaben. Aufschreiben soll ich nur, was ich träume und was mir so durch den Sinn geht. Und das Unglaubliche daran ist, daß ich plötzlich wirklich viel mehr träume. Das heißt, daß ich mich an meine Träume ganz lebendig erinnere und sie dann aufschreiben kann.

Und du träumst über das, was in der Therapie geredet wird?

Nein, so simpel geht das nicht. Aber ich schreibe meine Träume auf und erzähle sie dann dort in der Stunde, und dann klären wir, was sie bedeuten.

Sie deutet dir deine Träume?

Das nicht, also jedenfalls nicht so, wie man sich das vorstellt. Ich träume zum Beispiel erstaunlich viel von Robert. Und mir ist klargeworden, daß ich mich von ihm sehr verletzt, zurückgewiesen und nicht wirklich akzeptiert fühle – viel mehr, als ich mir das je eingestanden habe. Und außerdem träume ich hocherotische Geschichten, die beweisen, daß zwischen Robert und mir sexuell irgendwas grundsätzlich nicht richtig gelaufen ist. Jetzt beginne ich zu verstehen, daß es Gründe geben muß, warum das so war, und daß sich dahinter etwas verbirgt.

Was meinst du mit nicht richtig gelaufen?

Na ja, vielleicht kann man es am besten so erklären, wie du das ja auch bei dir und Peter bemerkt hast. Man einigt sich irgendwie auf bestimmte Abläufe, ohne sie je wirklich zu besprechen. Man arrangiert sich mit dem Defizit, weil man nicht miteinander redet und sich mit dem Sexuellen nicht auseinandersetzt.

Und du befaßt dich jetzt damit?

Ja, das ist der rote Faden, an dem entlang die Curier arbeitet. Sie behauptet ja, wenn man für das Sexuelle ebensoviel Zeit und Energie eingesetzt hätte wie zum Beispiel für den Beruf, dann hätte sich da auch Wissen und Selbstsicherheit entwickeln können. Statt dessen ist dieser Bereich meistens wenig entwickelt und verklemmt. Sie meint damit aber nicht, daß man munter rumvögeln soll, frei nach dem Motto »Wer zweimal mit demselben pennt, gehört schon zum Establishment«. Statt dessen fordert sie eine Auseinandersetzung mit sich selbst, um eigene Unsicherheiten zu entdecken. Zum Beispiel mit den Hausaufgaben. Sie erklärt Übungen, die man machen soll – wie Gymnastikübungen, aber eben sexuell bezogen. Das sind bis jetzt, das ist also, oje, da siehst du, Viola, wie schwierig es immer noch ist, darüber einfach so zu reden.

Sogar zwischen uns.

Viola nimmt Helens Hand und wandert zärtlich mit den Fingerspitzen über Helens Handrücken. Die zwei Freundinnen schauen schweigend ins Feuer des offenen Kamins in Violas Haus. Draußen heult ein eisiger Wind und bläst Schneewolken an die Fensterscheiben. Flammen züngeln aus dem Buchenscheit hervor und umlodern es funkenstiebend, prasselnd, streicheln es listig schnell und holen es dann in sich verschwendendem Brand zu dem Glutberg, der es aufflammend verzehrt.

Wie lebendig so ein Feuer sich bewegt, es läßt Figuren und Bilder erscheinen. Man kann stundenlang zuschauen.

Ich will ja nicht ablenken, Helen, aber wie wär's mit einem Tee? Soll ich, ja?

Viola geht in die Küche, und Helen schaut stumm in die züngelnden Flammen. Vielleicht sollte sie das Thema für heute beenden? Oder woher kam diese unnötige und fast lächerliche Verlegenheit?

Weißt du übrigens, daß heute vor einem Jahr der Prozeß mit Matussek war? Viola steht mit einem Tablett in den Händen vor ihr. Ihre Stimme klingt irgendwie gekünstelt unbefangen. Ihr prüfender Blick verrät, daß sie keineswegs zufällig davon spricht.

Ja, ja, du kannst sicher sein, daß ich das weiß, aber mich wundert's, wieso du dir dieses Datum gemerkt hast?

Für mich hat das Datum noch eine andere Bedeutung, das war der Geburtstag meiner Mutter. Aber du hast ja mit diesem Prozeß so viel verbunden. Und was auch immer der Grund sein mag, dieses letzte Jahr hat auch zwischen uns viel verändert. Zum Beispiel schon die Tatsache, daß wir so selten Zeit füreinander haben.

Viola beschäftigt sich mit den Teetassen, geht wieder in die Küche, kommt mit der Teekanne zurück, arrangiert alles auf dem kleinen Tisch vor der Couch, auf der sie sitzen.

Soll ich Musik machen? Wie wär's mit Schubert? Deine Lieblingssinfonie? Ich habe eine neue Karajan-Aufnahme von der Unvollendeten, die mußt du unbedingt hören.

Ja gern, aber später. Ich kann nicht reden und zugleich so einer Musik zuhören, das weißt du ja. Und ich denke, daß es etwas zwischen uns zu reden gibt. Erst war ich über Weihnachten verreist und jetzt du, Schi fahren, wir haben einander seit Ewigkeiten nicht mehr gesehen.

Ja, aber ich habe schon seit längerem den Eindruck, daß du nie Zeit hast und dich irgendwie zurückziehst.

Nein oder jein, Viola, das richtet sich ganz bestimmt

nicht gegen dich, aber du hast insofern recht, daß ich überhaupt und insgesamt zur Zeit eine Art Rückzug nach innen erlebe. Einerseits hat das mit der Therapie zu tun. Dort habe ich ja versprochen, also vereinbart, daß ich, solange ich Psychotherapie mache, keine Details an Dritte ausplaudern werde. Das gehört zum Vertrag und soll Störungen möglichst ausschalten. Aber andererseits empfinde ich selbst so ein merkwürdiges Bedürfnis nach Intimität, als würde sich schüchtern und verletzlich etwas entpuppen wollen, rätselhafte Geheimnisse, die in mir ganz vorsichtig entdeckt werden müssen.

Und du meinst, ich würde diese Suche stören? Aber warum können wir dann nichts anderes miteinander machen, was früher doch auch möglich war?

Vielleicht stört mich ein bißchen der Stillstand, den du so leicht akzeptierst. Mir fällt das jetzt erst ein, während wir miteinander reden. Ich fühle mich derzeit wie auf einer Reise, unterwegs in ein fernes, fremdes Land voller Geheimnisse. Und du hast dich, nach den großen Anfängen vor einem Jahr, wieder den alten Gewohnheiten unterworfen. Das ist eine Art Stehenbleiben.

Ich wußte es. Man sagt, daß man die Wahrheit letztlich doch irgendwie ahnt. Nur, Helen, wie hätte ich etwas ändern sollen, wenn ich es nicht kann? Ich habe es doch wirklich versucht. Aber was soll ich denn tun?

Ich mache dir ja keine Vorwürfe. Du mußt dich doch nicht verteidigen, Viola.

Doch, ich möchte ja, daß du mich verstehst.

Viola flüstert nur noch. Ihre unruhigen, kleinen Hände zerren irritiert und fahrig im Haar umher. Tränen tropfen aus geöffneten Augen über die Wangen herunter. Schutzsuchend wendet sie sich an Helen. Ich habe mich doch bemüht.

Helen nimmt sie in ihre Arme, streichelt sie lächelnd. Du verwechselst immer wieder Reden mit Tun. Für dich gelten die vielen Worte, die du bemühst, schon als Tat. Aber eins habe ich begreifen müssen in der Therapie, es ist ein Riesenunterschied zwischen einem Reden, das ein Ziel hat, einen Sinn, und andererseits einem Sprechen, das nur eine Art Ausfüllung der Zeit bedeutet.

Ich weiß nicht, was ich tun soll. Sag es mir. Ich weiß es wirklich nicht. Viola weint in Helens Armen.

Und Helen sieht sich in einem großen, steinernen Bekken eines riesigen Springbrunnens umhergehen. Wassertropfen rieseln um sie herum. Wie bunte Farbtupfer tanzen Bilder in tausend sprühenden Tropfen. Spielerisch hüpft sie, und ein helles Glücksgefühl hüpft in ihr mit.

Du bist ein Schmeichelkätzchen, Viola, oder ein trauriges, hilfloses kleines Mädchen. Ein anderes Mal verführst du zu bunten Glasperlenspielen aus Wortkaskaden. Immer entwirfst du ein neues Bild von dir und leistest dir, dem dann zu entsprechen. Faszinierend, rasch wechselnd, vergänglich wie Wassertropfen, die sprühend vergehen, wenn sie das Lebendige berühren. Es macht Spaß, mit dir zusammenzusein, aber dabei wiederholt sich etwas, wie ein Refrain zu einer Melodie.

Deshalb will ich versuchen, dir etwas zu erklären und dort weiterzumachen, wo ich vorhin so ins Stottern kam. Mir ist nämlich gleich zu Anfang der Therapie etwas klargeworden. Ich habe dir ja gesagt, daß sie meint, also Frau Curier, man soll sich mit Sexualität intensiv auseinandersetzen, um persönlich selbstbewußt zu werden. Und zum Beispiel hat sie mir erklärt, daß die Onaniegewohnheiten der meisten Menschen eigentlich doch ziemlich trostlos sind. Man macht immer das gleiche, mit ganz bestimmten Vorstellungen und in ganz bestimmten Situationen. Man gewöhnt sich an eine Art und macht es nur so, oft sogar immer mit derselben Hand, die andere kann es gar nicht so gut. Das Ganze wird zielstrebig in Richtung Orgasmus betrieben. Wenn man's genau nimmt, im Sinn einer Entspannungsübung.

Aber weil darüber nicht geredet wird, merkt man nicht, daß das wie eine schädliche, schlechte Angewohnheit ist. Es wird viel geredet über Sex, aber an das Thema Onanie traut sich keiner ran, obwohl es fast alle tun.

Sie nennt das, was üblich ist, die Fast-food-Methode. Man zieht sich einen schnellen Genuß rein, aber es ist alles andere als eine vollständige Mahlzeit. Und als Dauerzustand wird eine Art Fehlernährung daraus.

So weit, so gut. Das habe ich theoretisch kapiert und war verblüfft, aber auch überzeugt. Und dann hat sie mir Übungen genannt, die ich ausprobieren sollte, im Sinn einer Selbstbefriedigung, die wirklich nach neuen und verschiedenen Formen von Befriedigung sucht – für das ganze Selbst, nicht nur für die kleine Stelle, die man zur schnellen Lust benutzt. Und als ich das zu Hause dann machen wollte, bin ich auf meine Hemmungen gestoßen, auf Abwehr, Angst und Wut, alles das, was ich bei mir selbst nicht vermutet hätte, jedenfalls nicht zusammen mit genießerischer Lust und Erotik.

Helen hat zum Kaminfeuer hin gesprochen. Sie sitzt ganz gerade mit erhobenem Kopf, als hätte sie eine Rede gehalten, und nur die leise angedeutete Heiserkeit in ihrer Stimme verrät, daß sie nicht unbefangen und frei spricht.

Ich verstehe nicht so ganz, was das heißen soll, Helen, zu onanieren und dabei etwas Neues zu entdecken. Wenn du davon sprichst, klingt es wie Entdeckungen aus einer anderen Welt, fremd und irgendwie unbegreiflich. Und so ganz geheuer ist dir auch nicht dabei. Du redest wie an etwas leidend.

Mehr als das, denke ich, wahrscheinlich, weil ich darauf nicht gefaßt war. Ich spüre ein Glücksgefühl in mir und eine Kraft, von der ich noch nicht weiß, was ich mit ihr tun soll.

Eine Kraft, die leiden macht?

Vielleicht, ja, leiden und genießen. Das muß unbedingt,

unerschöpflich zusammengehören. Weißt du, Leiden und Genießen sind untrennbar aneinander gebunden. Das kann man verstehen lernen, indem man lernt, sich wirklich selbst zu begreifen, sich zu berühren und sich so zu erkennen. Aber dann, denke ich mir, müßte man das auch mit einem anderen zusammen erleben. Nur, wenn es schon so schwer ist, es mit sich allein auszuhalten, wenn man spürt, daß es Angst gibt, Abwehr, Feigheit und auch das, was man gar nicht mag, das Schlechte – wie kann man das bei den anderen gelassen hinnehmen? Trotzdem, Selbsterkenntnis und Selbstbefriedigung kann ja nur Vorstufe zu dem Eigentlichen, dem Neuen sein.

Viola lächelt mit Tränen in den Augen. Ich weiß genau, was du meinst. Du erzählst so schön von diesem fernen, geheimnisvollen Land der Träume und der Märchen. Und, wenn ich recht verstanden habe, Helen, bist du sogar so verwegen, daß du dir dieses Land erobern willst? Und du erwartest, daß sich deine Hoffnungen erfüllen, wenn diese Kraft in dir bleibt?

Sie bleibt, weil sie da ist. Das weiß ich. Es wird aber nicht ohne Zerstörungen gehen. Wie bei einer Geburt. Im Werden muß auch etwas vergehen, mit Schmerzen, mit Blut und vielleicht mit Todesangst. Ich weiß es nicht.

Niemand weiß das, Helen, und ich will lieber gar nicht daran denken, mir jedenfalls nichts Genaues vorstellen. Das ist mir eklig, wenn zu jedem Schönen auch Grausames dazugehören muß, das kann man doch nicht aushalten.

Merkwürdig, aber genau das scheint der entscheidende Punkt zu sein, die Sehnsucht nach Ordnung und Harmonie, als ob das Wahre, Gute, Schöne Sicherheit versprechen könnte. Du zum Beispiel schreist immer gleich, wenn dir etwas weh tut, oder hältst es eisern verschlossen in dir drinnen.

Der dritte Weg aber, das kapiere ich langsam, ist, daß wir lernen müssen, wirklich alles zu teilen. Und zwar nicht, es einzuklagen, sondern es zu tun. Paß auf! Ich zwicke dich jetzt in deinen Po. Merkst du, wie ich mit dir teile, Viola? Du selbst hast einmal zu mir gesagt, es gibt mehr Schmerz, als man verlangt. Du aber klammerst dich trotzig harmoniesüchtig an Ideale und Träume. Vielleicht vermeidest du etwas?

Du Freche! Viola lacht entrüstet. Aber die Liebe müßte doch wenigstens etwas Vollkommenes sein?

Müßte sein? Wieso behauptest du das immer wieder? Wieso sollte oder müßte denn irgend etwas vollkommen sein? Und womöglich noch auf Dauer? Komm, spiele jetzt die h-Moll-Sinfonie. Schubert kann das besser erklären. Und der gute Karajan, der sich stets um Perfektion bemüht, wird die Unvollendete sicher eindrucksvoll zelebrieren.

Schweigend hören sie dann und lassen sich von den im Raum schwebenden Klängen bezaubern. Das Feuer im Kamin formt Bilder dazu, die erscheinen, um sogleich wieder zu vergehen. Und in Gedanken fragen sich beide, ob das rätselhaft Verzaubernde dieser Musik dem Unvollendeten entspricht, dem Unvollendbaren des menschlichen Seins auf der Suche nach Wissen und nach dem Sinn des Lebens. Du willst dir deine Illusionen absolut nicht nehmen lassen, sagt Helen in die Stille hinein, nach dem letzten Ton. Mir scheint, du spielst nur Leben, als ob du dich zeitlos in wechselnden Wirklichkeiten vergeuden dürftest. Du formulierst großartig mit Worten Pläne und Absichten, entwirfst Bilder von dir selbst, und mit dem Pathos verpufft die meiste Energie. Ich frage mich, ob ich dir nur fasziniert zuhören will, weil du so schön mit Worten spielen kannst, oder ob ich dich beim Wort nehmen soll?

Wir sind jetzt nicht mehr im kreditwürdigen Alter einer hoffnungsvollen Jugend. Das zeigt sich an Leistungen, die von uns erwartet werden, und reicht bis zu den Klamotten, die wir heute anziehen, weil wir sonst peinlich aussehen.

Es genügt jetzt nicht mehr, mit einem wohlgeformten Popo zu wackeln oder verführerisch mit den Wimpern zu klimpern. Schau dich doch um, wie wenig übrigbleibt bei den Vierzigjährigen. Sie wohnen heute in Ikeamöbeln statt im Gelsenkirchener Barock ihrer Eltern. Nach groß angekündigten Veränderungen!

Wo sind die Utopien geblieben? Was ist aus den frechen, bösen Monstern geworden, denen es höllisch Spaß machte, die Bürgerschweinchen zu schockieren? Ich glaube, sie verweilen in zu langen Liebkosungen der eigenen Träume und spielen mit ihrer Skepsis wie mit den bunten Glassplittern in einem Kaleidoskop. Da fehlt aber etwas, Viola. Ich hab zwar auch keine Rezepte parat, wie man weiterlebt, ohne zu vergessen...

Da drängt sich Violas Hand vorsichtig in die Höhlung von Helens Handfläche. Ach, ich wußte doch, warum ich mich damals in deine Stimme verliebt habe. Ich war doch klug, daß ich dich fand, flüstert sie einschmeichelnd.

Du bist unverbesserlich, Viola.

Und du aber auch, Helen.

Der Winter will nicht aufhören in diesem Jahr. Mitte April sind die Eisschichten am Rand der Seen noch nicht abgetaut. Die Erde ist noch hart gefroren. Kein Zeichen des nahenden Frühlings. Rauh und eisig die Luft, kahle, schwarze Zweige ragen in den bleigrauen Himmel.

Helen wandert am Ufer der Krummen Lanke entlang. Sie kommt vom Grunewaldsee herüber. Der lange Weg in kalter Winterluft hat sie müde gemacht. Wenig Menschen sind zu dieser Jahreszeit an einem Wochentag unterwegs.

Helen fühlt sich gewissermaßen auf der Suche, aber sie weiß nicht, was und wo sie suchen soll. Etwas muß geschehen. Sie stapft durch den dämmrig werdenden Winterwald wie auf ein Ziel zu, ein Ziel, das sie nicht kennt. Alles in ihr drängt dorthin, ohne zu wissen.

Aufbruch, etwas muß aufbrechen, wie die eisige, lange Winterstarre. Die Erde wartet, der See, der Wald, alle Menschen und Tiere. Aber in Helen drängt nicht nur diese allgemeine Sehnsucht nach Frühling. Da ist noch mehr im Aufbruch. Was ist los? Wohin geht die Reise?

Helen verläßt den Weg und geht hinauf in den Wald. Dort oben ist der Ort, den Grass im *Butt* beschrieben hat, wo damals am Vatertag der grausige Mord stattgefunden hat. Gewalt aus Ohnmacht geboren. Wo beginnt Schuld, und wo endet Schuldfähigkeit? Unverantwortbares geschieht, und wer trägt die Verantwortung für das Unverantwortbare? Früher, zu der Zeit, als das Wünschen noch half, konnten Hexen und Zauberer, Feen und Heinzelmännchen zur Lösung scheinbar unlösbarer Probleme herbeigerufen werden.

Ach, ich wünsche mir ein kleines Wunder, um die Fragen zu klären, die in mir rumoren, denkt Helen.

Sie steht vor einem grau glänzenden Buchenstamm, der so dick ist, daß sie ihn nicht umfassen kann. Zwischen seinen Wurzeln bietet sich ein trockenes Laubplätzchen zum Verweilen an. Helen wühlt sich in den raschelnden Blättern ein Nest und läßt sich hineinfallen.

Sie spürt die Müdigkeit am ganzen Körper. Der Wald um sie herum ist so still, als würde die Natur den Atem anhalten. Sie kuschelt sich in ihren warmen Fellmantel. Der Kopf wird schwer. Sie will sich kurz ausruhen. Da bemerkt sie auf einmal, daß die Kugel wieder zu spüren ist, die in ihr wandert, als würde sie einen Ausgang suchen. Sie bewegt sich aus dem Herz heraus und rollt in ihrer Brust umher, ein ziehender Schmerz durchflutet sie. Im Rücken gleitet die Kugel an den Wirbeln entlang nach unten in den Bauch und strahlt mit wunderlicher Wärme in alle Richtungen des Leibes, schmerzlich süß und wohlig warm in die Beine, bis in die Füße und in die Arme, bis in die Fingerspitzen. Ein unendliches Glücksgefühl breitet sich aus.

Helen spürt, wie sich alles in ihr öffnet. Als ob sogar die Haut porös wäre, geht alles auf in ihr. Da, mit sanftem Druck wandert die Kugel in ihrem Schoß und schiebt sich weiter, sie will geboren werden. Sie strebt der Öffnung aus Helens Bauch heraus zu. In stechendem Pressen drängt sie sich hervor. Helen läßt sich in den betäubenden Schmerz versinken, wird ganz weich und öffnet ihre Beine, hebt den warmen, langen Wollrock und krallt sich fest in die Innenseiten der Schenkel. Sie atmet flach, wimmernd in der alles durchdringenden Glut. Da kommt es heraus, es will sich befreien. Wie mit stumpfen Messern flutet der Schmerz noch einmal durch Helens Leib.

Ein Kristall, ein Ei, durchsichtig, glitzernd, etwas bewegt sich drinnen, bricht die Schale auf, splitternde Sprünge in der gläsernen Hülle, vorsichtig schiebt sich etwas aus der Öffnung, ein Tier? Ein zuckendes Mäulchen zeigt sich, etwas Glänzendes darauf, rotglühend funkelt es auf dem Köpfchen, eine Kröte? Eine Schlange? Immer länger wird der Körper, gezeichnet mit dunkel-streifig, blauschwarz glänzendem Schuppenmuster. Es ist eine Schlange. Sie schiebt sich aus dem kristallenen Ei mit anmutigen Bewegungen hervor, wie im Tanz schwebend, die kleinen Augen starren aus dem flachen Schädel heraus, immer auf Helen gerichtet.

Hab keine Angst, ich bin dir gut, scheinen die Augen zu sagen. Im Rachen trägt die Schlange einen goldenen Ring mit einem roten Stein, von dem ein intensives Leuchten ausgeht. Eine Krone ist eingraviert in den Rubin, ein kleiner Vogel schwingt sich auf der Spitze der Krone in die Luft, in die Freiheit empor.

Helen sitzt halb aufgerichtet und starrt auf das, was sich da zwischen ihren Beinen wiegend bewegt. Ungläubig staunend weiß sie doch, daß das lang Ersehnte endlich geschieht. Mit äußerster Empfindlichkeit spürt sie sich selbst jede Bewegung der Schlange mitvollziehen. Im Ritual des

Tanzes klingt aus ihrem Inneren ein zarter Ton, eine ferne Melodie. Das sanfte Tier gleitet jetzt über Helens Beine, leicht wie ein flüsterndes Blatt, spielerisch auf und ab, sucht sich einen Weg unter dem Rock, zwischen Haut und Stoff, über die Hüften, gleitet hoch, umschmeichelt die Brüste, kriecht vorsichtig in die Achselhöhle, kommt am Hals hervor, um gleich wieder einzutauchen in die Haare, spielt an Helens Ohr, an den Lippen, streicht über ihr Gesicht, gleitet wieder unter den Pullover, ist überall und nirgends zugleich, wie ein sanfter, kühler Hauch, die zarteste Liebkosung, die Helen je gespürt hat.

Dazu erklingt dieser feine Ton, freischwebend wie ein seidener Faden, von den Sternen aus unendlicher Ferne herfließend, ein verzaubernder Klang, der alles öffnet und alles schließt, der keine Fragen mehr zuläßt.

Die Schlange hat Helens Körper jetzt überall umkreist. Ringe der Kraft bleiben, wo sie ihren Weg gezogen hat. Angenehm erregt wie im erotischen Spiel der Lüste hat Helen sich umschmeicheln und verwöhnen lassen. Jetzt bewegt sich die Schlange von ihr weg auf den Baum zu und berührt mit dem Ring den Stamm der riesigen Buche. Ein Tor tut sich auf, und ein schwach beleuchteter Raum wird sichtbar, die Schlange gleitet hinein.

Und heraus kommen merkwürdige kleine Kerle, verwegene Gestalten, zwergenartig klein, alle bärtig, manche mit sich wild sträubenden Haaren und mit Schnurrbärten, die unter den großen Nasen kaum Platz haben. Dunkel wirkt ihre Haut, aber die Kleider sind bunt, Jacken, Mäntel, Schals, manche tragen Hüte auf dem Kopf, andere einen Turban. So wüst und seltsam die Kleidung und die Stoffe wirken, bewegen sich die kleinen Kerle doch vorsichtig auf Helen zu und lächeln durchaus freundlich und mild. Einige tragen Musikinstrumente, kleine Trommeln, Flöten und Fiedeln. Sie umkreisen Helen tänzelnd und beginnen zu singen und zu spielen.

So etwas hat sie noch nie gehört. Fremdartig klingt der Gesang, unverständlich die Worte. Jubelnd schmettert der Vorsänger einen Reim in die Runde, der aufgenommen und wiederholt wird, variiert, immer neu hin und herfliegt zwischen den Musikanten. Singend, krächzend, oft fast schreiend oder schluchzend, beschwörend murmeln sie, um sogleich wieder in heller Freude lachend die nächsten Reime Helen entgegenzuschmettern. Denn daß der Gesang Helen gilt, ist offensichtlich. Sie trommeln und singen und jauchzen und quietschen, sie zupfen und streichen, flöten und brummen, sie steigern sich immer mehr in eine aufgeregte Begeisterung hinein, fröhlich lachend, tanzen und stampfen im Rhythmus dazu, bis Helen selbst mitlachen muß, aufspringt und im Kreis der Musikanten zu tanzen beginnt.

Sie tanzt und springt und wiegt sich im Takt der Musik. Die kleinen Kerle feuern sie an, mal schneller werdend und dann langsam, verführerisch, schmachtend. Ohne zu verstehen, weiß Helen doch, daß es Lieder der Liebe sein müssen, von nie versiegender Lust am Genuß, von all den Sinnesfreuden, die schwindlig machen, bis man den Kopf verliert und alle Grenzen überwinden will. Sie tanzt und tanzt und dreht sich, lachend, bis sie atemlos umfallen muß.

Da fängt einer sie auf, und er ist stark, er hält sie fest. Auf einmal ist sie in der Buche drinnen, in einem Raum, der von oben her in funkelndem Licht leuchtet, an den Wänden und auf dem Boden sind herrliche Teppiche, nebeneinander, übereinander geschichtet, weich, bunt, kostbar geknüpft. Und der Zwerg bettet sie darauf und flüstert heiße Worte in ihr Ohr, er liebkost sie und küßt sie mit flinker Zunge.

Sie sind allein in dem Baum. Von draußen hört man die Musikanten tanzen und spielen. Widerstandslos läßt sich Helen entkleiden. Nackt liegt sie dann auf dem Lager aus Teppichen. Der Zwerg küßt und leckt und streichelt ihren erregten Körper. Er trippelt um sie herum, reibt sich an ihr und beginnt, in ihren Haaren zu wühlen. Er massiert mit kräftigen Fingern ihren Kopf und singt mit heiserer Stimme dazu.

Wer bist du? Helen fragt ihn, ohne zu wissen, ob er sie verstehen kann.

Nachtigall, zu Diensten, antwortet er und bewirkt mit seinen Worten einen leichten Schauder aus Erschrecken und Freude, der Helen mit einem Ruck aufrichtet, als hätte sie einen kleinen elektrischen Schlag erhalten. Er versteht sie.

Wo bin ich hier?

Bei Nachtigall, zu Diensten.

Aber wo, was ist hier?

Laß mich dein Sklave sein. Nachtigall, zu Diensten.

In der Stimme des Zwerges klingt sowohl süße Verlokkung als auch beschwörendes Bitten. Er schwemmt alle Fragen weg mit einer rauhen Wildheit, die sich wie ein Versprechen anbietet, und zugleich mit unterwürfiger Hingabe, zu allem bereit.

Du sollst meine Herrin sein. Nachtigall, zu Diensten.

Immer noch massiert er mit kräftigen Fingern ihren Kopf und summt heiser und leise dazu.

Helen richtet sich auf, um ihn genauer anzusehen. Da verbeugt er sich tief mit dienstbereiter Geste. Sein dichtes, schwarzes Haar streift den Boden. Dann steht er vor ihr und schaut sie fragend, erwartungsvoll an. In seinen dunklen Augen schwimmen goldene Punkte, die von einem weiß leuchtenden Schimmer eingerahmt werden. Wo habe ich diese Augen schon mal gesehen? fragt sich Helen. Sie bemerkt, daß diese golden glänzenden Funken schelmisch leuchten und seiner demütigen Bereitschaft etwas Schalkhaftes verleihen.

Ein verwegener Schnurrbart kräuselt sich breit über die runden Backen, und der Mund darunter, mit dicken Lippen, kann seine Lachfältchen unter der schwarzen, struppigen Pracht verbergen. Der kleine Mann trägt einen kurzen, blauen Wollmantel und speckig glänzende Kniebundhosen aus Leder. Seine Füße stecken in schwarzen Stiefeln. Er wirkt eher rundlich mit seinem kräftigen Bauch. Trotzdem sind seine Bewegungen leicht und gelenkig.

Jetzt verbeugt er sich wieder mit Anmut, um Helen zu zeigen, daß er ihre Anweisungen erwartet.

Nachtigall, zu Diensten.

Helen weiß nicht, was sie von ihm verlangen soll.

Eine Decke, bitte, sagt sie endlich, denn ihr ist kühl geworden.

Er holt aus einer Ecke des Raumes eine federleichte Wolldecke, die sich wie ein Hauch über sie breitet und ihren Körper streichelnd bedeckt. Aber nicht nur die Decke, auch seine Hände gleiten streichelnd über sie, während er sie zudeckt.

Tanze für mich, verlangt sie jetzt.

Er schnippt mit den Fingern, und die Musikanten draußen werden wieder laut. Die Instrumente klingen und singen und jauchzen in fremdartigen Tönen und Rhythmen. Und er beginnt zu stampfen und zu springen, wiegt sich im Takt der Musik, lacht und singt immer wieder jubelnd einige Worte im Refrain mit. Er springt, sich drehend, hoch in die Luft und landet wieder sicher im nächsten anmutigen Tanzschritt. Er biegt seinen Körper beweglich in alle Richtungen, ohne je das Gleichgewicht zu verlieren. Und all das macht ihm größtes Vergnügen.

Helen klatscht dazu und genießt das Schauspiel. Da, auf einmal sieht sie eine kleine Peitsche an der Wand. Wie hypnotisiert, als würde sie gezogen, muß sie sich dorthin bewegen. Die Peitsche gleitet in ihre Hand, sie schwingt wie von selbst, knallend, und sofort reagiert der kleine Tänzer. Er windet sich lustvoll, tanzt auf Helen zu und fordert sie auf, mit ihm zu spielen. Die knallende Peitsche animiert ihn, noch höher zu springen und noch tiefer in der Hocke zu tanzen. Dann läuft er auf allen vieren wie ein kleines Tier durch den Raum, um plötzlich aus dem Stand hochzuschnellen. Er schreit dazu mit lauter, wilder Stimme hoho, hoho, als wollte er sich selbst anfeuern und steigert sich, je mehr Helen ihn mit der kleinen Peitsche anfeuert, in einen rasenden Rhythmus.

Bis sie endlich die Peitsche wegwirft und ihn lachend auffängt. Er keucht und schwitzt. Sie zieht ihm den Mantel aus. Hemd, Hose und Stiefel wirft er von sich und stürzt mit ungeminderter Kraft auf Helen, bedeckt ihren Körper mit Küssen, soweit er sie erreichen kann. Sein riesengroßes Geschlecht wirkt unproportioniert. Auch seine Hände sind, im Vergleich zum Ganzen, viel zu groß, denkt sie. Er steht vor ihr, sein Kopf reicht ihr bis zum Nabel. Dann vergräbt er sein Gesicht in ihrer Scham. Sein Mund preßt sich an den Spalt zwischen ihren Schenkeln, und seine Arme drücken spielerisch ihre Beine auseinander, um Raum zu schaffen für seinen Kopf, der sich tief in sie hineinwühlt. Helen spürt seine flinke Zunge und dazu die Finger, die in ihr vibrieren und kitzeln. Er leckt sie mit einer Inbrunst, wie sie es noch nie erlebt hat. Seine Zunge ist abwechselnd breit und rauh und spitz und schnell, lang und dünn und dann wieder weich und saugend. Er spielt in ihr im Takt der Musik, die leise immer noch von draußen erklingt.

Helen stöhnt, so schön kann er das. Die Lust zerreißt sie fast von innen her. Er bohrt mit seinen Fingern in ihr, tief und zugleich sanft und fordernd, dabei berührt er klopfend und vibrierend ihre geheimsten Stellen der Lust, bis sich tief in ihrem Innersten noch unbekannte Schleusen öffnen. Heiß und süß flutet etwas durch ihren Körper, Schmerz und höchste Lust zugleich. Sie atmet keuchend. Ein Schrei, den sie selbst nicht hört, wird herausgeschleudert. Krämpfe schütteln sie in Wellen, während zwischen ihren Beinen eine Flut zu rinnen beginnt.

Helen spürt nichts mehr, weiß nichts und denkt nichts mehr. Alles ist nur auf diesen Augenblick einer total überwältigenden, besinnungslos machenden Lust bezogen. Der Zwerg kniet vor ihr, schlürft und trinkt den Saft, der aus ihr spritzt. Er tut es mit dem feierlichen Ernst einer bedeutungsvollen Zeremonie.

Helen kommt langsam wieder zu sich. Er bettet sie auf die Teppiche, deckt sie zu und bringt ihr ein Getränk. Nachtigall, zu Diensten.

Er kniet vor ihr, während sie sich schlückchenweise an der Flüssigkeit erfrischt, süß, mit einer samtig zarten Bitterkeit untermischt. Sie denkt an Granatäpfel und wundert sich, wieso dieser Saft ihr hier gereicht wird. Aber eigentlich wundert sie sich über nichts mehr. Sie versucht, ihre Gedanken zu ordnen, aber nur einzelne Bilder leuchten auf. Sie wird sich Zeit nehmen müssen, um zu begreifen, was das war. Jetzt nicht, sie ist viel zu müde, die Augen fallen zu.

Der Zwerg kniet vor ihr, und er steckt ihr murmelnd den Ring mit dem leuchtenden Rubin, den die Schlange im Rachen gehabt hat, an den Finger. Aus dir geboren, deine Kraft, den Stein küssen, Nachtigall erscheint in jedem Mann. Nachtigall, zu Diensten.

Sagen Sie, was fällt Ihnen denn ein? Was machen Sie da? Unsanft wird an ihr gerüttelt. Aus weiter Ferne hört sie die grobe Stimme. Haben Sie getrunken? Schwer, wie durch Schneetreiben und dichten Nebel, kaum erreichbar, bemüht sie sich zu antworten.

Hallo, hallo! Jemand ruft sie. Jemand schüttelt sie.

Ja, ich komme. Aber jede Bewegung kostet unendlich viel Kraft. Helen kämpft sich durch die Dunkelheit. Endlich kann sie die Augen aufmachen. Eine Taschenlampe blendet sie. Männer stehen um sie herum, Uniformen, Polizisten, ein Hund schnüffelt aufgeregt. Sie schließt die Augen wieder, läßt sich fallen. Aufstehen! Können Sie nicht aufstehen? Was ist los? Schnell, einen Krankenwagen.

Nein, nein, ich kann schon selbst, ich bin nicht krank. Sie rappelt sich hoch, stolpert wieder. Man stützt sie.

Sind Sie verletzt?

Haben Sie getrunken?

Darf ich mal Ihren Ausweis sehen?

Sie wird hinauf zur Straße gebracht, sitzt im Streifenwagen, weist sich aus, versucht stammelnd zu erklären. Keiner versteht sie. Vielleicht hat sie Drogen genommen und kann nicht richtig sprechen? Sie muß in die Klinik mitfahren, zur Untersuchung.

Hier, das haben Sie verloren. Ein Uniformierter reicht ihr einen goldenen Ring mit einem Rubin, in dem etwas eingraviert ist.

Helen glotzt auf den Ring, hält ihn in der Hand, starrt ihn ungläubig an.

Ist das nicht Ihrer?

Doch, doch. Sie steckt ihn an den Ringfinger und küßt den Stein und lacht.

Oh, Sie haben einen neuen Ring. Der ist aber schön.

Woher wissen Sie, daß dieser Ring neu ist? Überhaupt, ich muß sagen, ich staune. Was mit mir passiert. Nie im Leben hätte ich das gedacht. Was haben Sie mit mir gemacht? Wie machen Sie das?

Langsam, langsam, Frau Schmidt, erzählen Sie erst mal. Ich weiß ja nicht, wovon Sie sprechen.

Ja, ich habe wirklich viel zu erzählen diesmal. Ich weiß gar nicht, ob die Stunde ausreichen wird. Ich bin wie neu. Tout neuf. Es ist so viel passiert. Und ich weiß jetzt endlich, was ich immer verkehrt gemacht habe. Ich hab's begriffen, Frau Curier. Mit diesem Ring hier. Helen seufzt, mitten im begeisterten Wort. Begriffen hab ich's, ja, jetzt muß ich es nur noch tun.

Und Helen erzählt ihr Wintermärchen, wie sie durch den Wald ging und diese Spannung spürte, ein rätselhafter Hauch, der durch den dämmernden Winterabend wehte. Und wie sie dann zu der Buche kam und die Kugel sich in ihr zu bewegen begann. Und die schmerzschöne, jedes Wissen sprengende Geburt der Schlange mit dem Ring, der geheimnisvolle Ton, von den Sternen herkommend oder dorthinweisend, im Schlangenleib als Kraft versammelt und ihr, Helen, fast berührungslos übertragen. Sie erzählt von den Zwergen, die sie mit verzaubernder Musik zum Tanz verführten, und wie sie dann in der Buche war, mit dem einen, der sich Nachtigall nannte und rätselhafte Worte sprach, und wie sie allmählich eine Kraft spürte, ohne zuerst zu verstehen, nur verlockt, verführt, verzaubert, sich ihm als Herrin zeigte – und wie er daraufhin höchst anmutig Unterwerfung geübt hat, um zuletzt kunstfertig ihrem Körper unbeschreibliche Lust zu machen, in herrlichem Können eine Explosion veranstaltete, wie sie es sich nie zuvor vorgestellt, geschweige denn je erlebt hat. Und dann hat er ihr den Ring gegeben. Mit einem Wort.

Ein Wort, das seither, wie eingebrannt in meine Seele, so viel verändert hat. Ein Satz – und eine Welt hat sich bewegt. Der Ring, die Kraft, das Wissen, und dann, fast wär's mein letzter Schlaf geworden. Aber nein, auch das war ja ein Teil des Ganzen, mich aufzugeben, um endlich mich mir selbst neu anzuvertrauen. Geburt und Tod sind die zwei Seiten einer Wahrheit, schmerzsigniert, um nur die Lust zu suchen.

Der Satz? Das Wort? Wenn ich nur will, kann ich in jedem Mann den Wunsch nach Unterwerfung sehen.

Unwichtig, ob Sie das geträumt oder wirklich erlebt haben, was Sie da schildern, Helen, ich freue mich mit Ihnen. Etwas ist in Ihnen reif geworden, ein innerer Sinn, und Sie haben seine Bewegung mitvollziehen können.

Ja, aber das ist vielleicht das Ende. Auch wenn es sich jetzt so hoffnungsvoll als Anfang zeigt. Es wird darum gehen, ob dieses Wissen eingesetzt werden kann, ob mein Leben diesen Sinn haben kann.

Sie sprechen die unauflösbare Verbindung von Wissen und Liebe an.

Ja, Liebe, ich habe Robert vergöttert, idealisiert. Ihn konnte ich, oder diese Liebe zu ihm, einsetzen, um die Leerstelle nicht erscheinen zu lassen, die im Zentrum liegt, unerreichbar.

Es ist immer wieder das gleiche Dilemma. Das Geheimnis der Liebe besteht darin, sich nicht zu entscheiden zwischen Erlösungssehnsucht und eigenverantwortlich handelndem Willen. Die Liebe muß diesen Widerspruch aushalten können. Sie muß jedem Harmonieversprechen mißtrauen und zugleich als schöpferischer Prozeß Widerstand leisten gegen die Angst. Dem steht aber eine oft überwältigende Sehnsucht entgegen nach störungsfreiem, abgesichertem Leben, in dem endlich alle irritierenden Widersprüche aufgehoben sein sollen.

Ja, und außerdem, selbst wenn ich begreife und versuche, diese Widersprüche auszuhalten, der andere muß ja auch genauso bereit dazu sein. Dieses Bündnis kann man nicht mit sich selbst schließen. Robert hat mich immer als Blitzableiter benutzt. Um seine Zweifel loszuwerden, hat er mich als mangelhaft verurteilt.

Die Abwertung ist genauso wie die Vergötterung eine Art Zurichtung, die man sich gegenseitig antut, um die eigenen, trostlosen Enttäuschungen loszuwerden. Leider vergeblich, weil sie eingeschrieben sind im Herzen.

Aber es ist ja so schwer, die Wunden und die Angst auszuhalten, sie ganz allein zu tragen.

Sie sollten nicht jammern und klagen. Zuerst einmal ist festzustellen, daß etwas geschehen ist, ganz plötzlich oder zufällig, und Sie sind nicht wirklich erstaunt. Obwohl Sie nicht wissen, wie Ihnen das widerfahren ist. Es ist geschehen. Alles geschieht, alles. Auch wenn man manchmal glaubt, daß etwas nie geschehen wird, plötzlich geschieht es doch, und man wird vielleicht gar nicht wissen, wie es gekommen ist.

Und Sie haben auch diesen Ring mit der Kraft, Männer anders zu erkennen. Funkelnd rot im Labyrinth, auf der Suche nach Befreiung. Welch ein herrliches Leuchten.

Sie schweigen beide, und die Erinnerungen an das, was Helen ihr Wintermärchen nennt, tanzen in den Strahlen der untergehenden Sonne durch den Raum.

Liebe Frau Dr. Curier,
wie schnell die Zeit vergeht. Vor ein paar Tagen wollte ich meinen 41sten Geburtstag ganz originell feiern. Es wurde ein armselig enttäuschender Flop. Aber Ihnen kann ich wenigstens darüber berichten und ein Lebenszeichen geben.

Zuerst einmal, weil ja nun bereits ein halbes Jahr seit meiner letzten Stunde bei Ihnen vergangen ist, will ich Sie herzlich grüßen und Ihnen sagen, daß ich mich mit den von Ihnen vorgeschlagenen Experimenten beschäftige: allein wegzugehen und in abenteuerlichen Episoden, auf der Suche nach Herausforderungen, Szenen zu genießen und Spielarten gierig verfeinerter Laszivität im Luxus der Zeit mitzuspielen, aber auch die Grenze zum Lächerlichen zu enttarnen, auszuweiden, kalt zu kommentieren, nicht auszuweichen.

Törichte Unsicherheiten habe ich überwunden. Mit Hilfe des Rings von Nachtigall traue ich mich ohne Zögern in jede verkommene Spelunke und in all die Etablissements, in denen Pornographie hohl und leer als Spielzeug oder als trauriger Ersatz angeboten wird. Ich kann ebenso selbstbewußt und unbefangen in so einen Laden gehen wie in alle anderen. Die schiere Obszönität erschreckt mich nicht mehr, ganz im Gegenteil, mich quält vielmehr, die eifernde Verlogenheit von Scheinfreiheiten sehen zu müssen. Denn der Ring läßt mich überall und rundherum Spießbürger entdecken.

Ach, das geht ja bis ins kleinste Detail, genau wie Sie es prophezeit haben. Ich bemerke meine Veränderung am meisten daran, daß in meinem Freundeskreis ziemliche Verwirrung entsteht, wenn ich darüber spreche, was ich denke oder womit ich mich bezüglich Sexualität auseinandersetze. Im Gegensatz zu beruflichen, arbeitstechnischen Gesprächen, die immer willkommen sind, wird über Sex im allgemeinen zwar scheinbar unbefangen geredet, aber es bleibt doch bei der üblichen oberflächlichen Heuchelei, die jeder respektiert.

Das Schlimme ist, daß ich mich dadurch so entfremdet fühle und so anspruchsvoll. Früher war Intelligenz das wichtigste für mich, um Menschen ernst zu nehmen. Heute genügt das nicht mehr. Und ich entdecke, daß kaum einer meiner Freunde sich mehr mit Sex beschäftigt, als es zu tun. Das Denken und die Sehnsucht reservieren alle für Arbeit und Beruf oder für eine romanhafte Liebe, an die keiner glaubt, die aber stets beschworen wird.

Aber, wie auch immer ich in letzter Zeit irgend jemand kennenlerne, und ich begegne vielen auf meiner Suche, dieser trunkene Funkenflug des Unwiderstehlichen fehlt doch jedesmal. Mehr als ein gewisses Sichvergeuden an kunstvoll stilisiertes Begehren ist offenbar nicht zu haben. Erotische Attraktivität und dahinter das schiere Nichts...

Ich habe mir jetzt sogar – und das wollte ich Ihnen erzählen – zum Geburtstag einen Clubabend geleistet; da trifft man sich in eindeutiger Absicht, ohne Hemmungen. Dafür herrscht dort im wahrsten Sinn des Wortes der Zwang zum Ungezwungensein. Ich habe es für mich insgeheim eine groteske, kleinbürgerliche Apokalypse der Lüste genannt und mir suggeriert, den Kitsch nicht wahrzunehmen. Aber es war eine Zerreißprobe zwischen der unwiderstehlichen Anziehungskraft, die das Begehren nun mal hat, und der stupenden Peinlichkeit einer trivialerotischen Fassade, hinter der hohl und leer die Langeweile gähnt.

Ohne ins Detail zu gehen, die Vergeudung von obszönen Gesten und Worten, von Säften und Kräften, angeblicher Verkommenheit und atemloser Lust war das, was wirklich provozierte. Frauen wie ich kommen nicht dorthin, sind Mangelware und begehrt. Ich war zumeist mit einem Paar zusammen, wobei der Mann sich um so mehr erregte, je härter er von einer Würgeleine stranguliert wurde. Ich führte ihn wie einen Hund, und seine Frau oder Begleiterin war dazu auserkoren, ihn kräftig zu peitschen. Anschließend trieben wir's zu dritt. Dabei hab ich mit Überraschung festgestellt, wie köstlich eine Frau zu lecken ist und wie herrlich sich ihr Körper anfaßt. Ich konnte ihn und noch einen anderen Mitspieler dann am meisten in mir genießen, wenn ich zugleich mit meiner Zunge in ihren samtigen Tiefen war.

Überhaupt war die Kombination mehrerer Körper anregend. Aber auch das verspricht keine Heilung auf meiner nun schon ziemlich verzweifelten Suche nach... Ja, wonach? Zum Beispiel nach einem Kuß mit offenen Augen, wo die Blicke ineinander versinken, weil die Nähe der Körper noch nicht genügt. Ich nenne es Liebe. Und muß ich nur immer darauf warten?

In der Zwischenzeit versorge ich mich mit diversen mehr oder weniger anregenden Episoden. Aber ich kann nicht mehr warten – und ich warte. Ich mache alles, was ich zu tun habe, gehorche den Forderungen des Alltags, aber es ist ein Dressurakt. Ich muß nun endlich einen Menschen finden, mit dem eine Beziehung möglich ist, eine mit ebenbürtigen Verbindlichkeiten. Es ist wie ein stummer Schrei. Ich weiß, daß ich es nicht herbeizwingen kann, jedenfalls nicht mit Kraft. Aber ich sehne mich so sehr danach, Liebe zu erleben.

Während ich Ihnen schreibe, sehe ich Sie vor mir und höre Ihre Antwort. Sie meinen, daß ich das durchstehen muß. Wenn man etwas unbedingt will, zu jeder Zeit, zu jeder Stunde, Tag und Nacht, muß man es dennoch nicht zwangsläufig erlangen. Der Wille ist nicht alles.

Vielleicht sollte ich doch noch ein Gespräch mit Ihnen führen, obwohl Sie ja sagten, daß Sie nicht eine Art Notrufsäule sein wollen und jeder lernen müsse, mit Problemen selbst fertigzuwerden. Aber Sie sehen ja, mein Brief bezeugt, daß dieser Zustand mich ziemlich konfus macht. Ich bin nicht entmutigt, aber ich hoffe und warte und... Und während ich schreibe, wird mir klar, daß ich Ihre Hilfe brauche, nicht nur um diesen Mangel aufzufüllen. Nein, auch wegen all dieser Versuchungen, die sich anbieten, die schnellen Genüsse, die verlocken und, wie man sagt, über den Berg helfen. Die kleinen Nummern, die vorübergehend meine Sehnsucht beruhigen. Ich habe Angst, mich daran zu gewöhnen, wenn das Eigentliche, wonach ich suche, sich ja doch nicht finden läßt.

Habe ich den Ariadnefaden losgelassen im Labyrinth? Und suche ich schon den Weg an einem falschen Ort? So viele Fragen! In diesem Sinn, aber auch mit ebensovielen Grüßen,

herzlichst, Helen Schmidt — *Sonntag, 21. August 1988*

Ein Mann wandert durch die Wüste, allein, benommen vom Licht und von der schweigenden Leere. Die Zeit dreht sich im Kreis. Was hat Bestand in dieser nur von Glut beherrschten, gewaltigen Landschaft der Steine? Wohin, wenn die Sonne den Boden in Flammen zu setzen scheint und man nur noch oben und unten erkennen kann?

Wenn er die Augen schließt, gaukeln ihm die überreizten Sinne Geräusche sprudelnder Quellen vor, Naß und Kühle suggerierend. Wenn er aufblickt, leuchtet eine Oase in der fernen Wüstenlandschaft. Das lachende Grün blitzt, Smaragden gleich, im unendlichen Ocker und Grau von Steinen und Sand der Sahara. Luftspiegelungen gaukeln dem phantasierenden Auge silbrige Wasserflächen vor. Aber wenn er näher kommt, sieht er Staubsäulen aus dem Nichts emporwirbeln, Sandhosen oder Trugbilder?

Erschöpft und halb verdurstet schleppt er sich weiter. Er muß die Flußoase finden, die Insel der Seligen, die mit Palmen ihre Bewohner ernährt und schützt. Nur dort rinnt, zeitlos, ein kühler frischer Wasserlauf, bevor er wieder im Wüstenboden versickert.

Benommen und verwirrt steht er plötzlich vor der Ruine einer Kasbah, deren ockerrote Mauern von vergangenem Reichtum und Zauber erzählen. Kein Marktgezeter mehr zu hören, kein Geflüster hinter Türmen und Zinnen, kein Esel, keine Ziege. Erliegt er einer Fata Morgana? Kann er wahr und falsch nicht mehr unterscheiden?

Da entdeckt er einen alten, vom Sand halb verwehten und verwitterten Brunnen. Er beugt sich über das dunkle Loch, vergeblich, nichts ist zu sehen. Ist er verdammt, in dieser Steinwüste zu sterben? Wird er jämmerlich verdursten?

Im Schatten der Mauern lehnt er ermattet und – da, eine Schriftrolle. Er findet, auf Gazellenleder geschrieben, Koranverse und einen alten Stadtplan. Mühsam entziffert er die Zeichen und versteht, daß im kühlen Boden ein Wasserbehälter vergraben liegt. Dieses Wasser aber muß in den Brunnen geschüttet werden, um den versickerten Quell wieder zu beleben. Und wer den Brunnen verläßt, darf niemals versäumen, zuletzt wieder einen Wasserkrug zu vergraben, um den ewigen Kreislauf zu bewahren.

Zitternd stürzt er an die bezeichnete Stelle, gräbt und

findet tatsächlich einen gefüllten Wasserbehälter. Er hält ihn in seinen Händen. Sein Herz klopft rasend. Die Gedanken wirbeln durch seinen Kopf.

Das hier kann seine Rettung sein. Er will es trinken, hinunterstürzen. Die Zunge klebt am Gaumen. Alle Fasern seines Körpers schreien nach dem kühlen Naß. Schnell, ohne sich zu besinnen, reißt und zerrt er an dem sorgfältig verschlossenen Gefäß. Und plötzlich begreift er, daß er zu wählen hat.

Was bedeutet es für ihn und für die, die nach ihm noch kommen werden, wenn er der schnellen Gier gehorcht? Kann er dem Gebot der Schrift folgen und das Wasser in die unerreichbaren Tiefen verschütten? Im Glauben an das Wort preisgeben, was er in den Händen hält? Was, wenn es doch nur eine Legende war? Wenn ihm dann nichts mehr bleiben wird?

Liebe Helen, für Ihren Brief danke ich und antworte mit diesen Fragen, die Sie wiederum für sich zu klären haben. Das Leben ist ja ein Rätsel, das durch die Lösung selbst doch nie aufgelöst wird.

Ich grüße Sie mit meinen besten Wünschen.

30. August 1988 — *Rita Curier*

Aus den Akten

123 StVK 456789 AUSFERTIGUNG
XYZ KLs 2/86

Beschluß

in der Strafsache gegen den Fachsportlehrer
Kurt Matussek
geb. 20.12.1944 in
Berlin,
z.Zt. in der JVA
Düppel,
Gef.B.Nr. 987.86,

wegen sexueller Nötigung
u.a.

hat die 41. Strafkammer – Strafvollstreckungskammer – des Landgerichts Berlin nach mündlicher Anhörung des Verurteilten in der Sitzung vom 12. Oktober 1988 beschlossen:

Aussetzung der Vollstreckung der Restfreiheitsstrafe zur Bewährung wird abgelehnt.

Gründe:

Der Verurteilte verbüßt zur Zeit eine Freiheitsstrafe von fünf Jahren aus dem Urteil des Landgerichts Berlin vom 25. Februar 1986 wegen sexueller Nötigung in Tateinheit mit Freiheitsberaubung.

Voraussichtliches Strafende ist der 24. Februar 1991; zwei Drittel der Strafe werden am 24. Juni 1989 verbüßt sein.
Die Aussetzung der Vollstreckung der noch zu verbüßenden Freiheitsstrafe zur Bewährung kommt nicht in Betracht, weil nicht verantwortet werden kann zu erproben, ob der Verurteilte außerhalb des Strafvollzuges keine Straftat mehr begehen wird (§ 57 Abs. 1 Satz 1 Nr. 2 StGB).
Der Verurteilte ist zwar Erstverbüßer, er hat aber eine junge Frau in äußerst schmerzhafter und erbarmungsloser Weise stundenlang gequält, um sich geschlechtlich zu befriedigen.
Da diese Straftat, die auf einer Veranlagung des Verurteilten beruht hat, die Mißachtung von Leben und Gesundheit eines anderen und zusätzlich auch die Mißachtung des sexuellen Selbstbestimmungsrechts einer Frau zum Inhalt hatte, kann seine Erprobung in Freiheit nur verantwortet werden, wenn tatsächlich Anhaltspunkte für seine Fähigkeit und Bereitschaft, dementsprechend zu handeln, vorliegen. Dies ist hier nicht der Fall.
Der Verurteilte wuchs nach der Scheidung der Eltern in geordneten Verhältnissen auf. Den Schulbesuch schloß er mit dem Abitur ab. Er ist vielseitig begabt, so auf dem Gebiet der Mathematik und Physik, was er nach dem Abitur bis 1975 studierte. Er ist aber auch begabt in Musik und Sport.
Nach einer erfolgreich absolvierten Ausbildung zum Fachsportlehrer eröffnete er 1978 eine Sportschule in Berlin-Steglitz. Bis zu seiner Verhaftung betrieb er die Sportschule erfolgreich zusammen mit einem Kollegen. Er litt keine finanzielle Not. Privat war er in einem Kreis von Bekannten integriert und hatte zur Tatzeit Freunde; die Verbindungen waren nach eigenen Angaben gut. Drogen- oder Alkoholprobleme bestanden und bestehen nicht.

Neben den zuvor aufgezeigten positiven Persönlichkeitsmerkmalen hatte der Verurteilte einen fest in seiner Person angelegten Hang zur enormen Perversion.
Seine positiven Eigenschaften reichten nicht aus, um ihn an der Ausübung seiner sadistischen Veranlagungen und Neigungen zu hindern.
Nach seiner Vorstellung gab es zwei Arten von Menschen, einerseits seine Freunde und Bekannten, für die er viel Zuneigung, ja Zärtlichkeit hegte, und andererseits die Prostituierten, deren käuflichen Körper man mißhandeln durfte, ohne hierdurch – wie er meinte – deren Psyche zu beschädigen. Diese Anschauung führte dazu, daß er sich in sadistischer Weise sexuell betätigte und gefesselte Prostituierte auspeitschte, und führte dann schließlich zur Begehung der hier abgeurteilten, vorausgeplanten Tat mit erheblicher Steigerung der Perversion bis zu brutaler, gnadenloser Folterung des Tatopfers in einem heimlich eigens dafür hergerichteten Raum.
Der Verurteilte hat sich, nachdem er sein Selbstmitleid überwunden hatte, um die Erreichung des Vollzugszieles ernsthaft bemüht. Im geschlossenen Vollzug hat er sich als Mitarbeiter des Anstaltsgeistlichen, Pfarrer Walter, bereitwillig und eifrig gezeigt.
Seit bestehender Vollzugslockerung ab Mai 1988 hat er sich in ausführlichen Gesprächen den Untersuchungen und sozialtherapeutischen Behandlungen des Psychiaters der Anstalt, Dr. Conetti, unterzogen.
Im Stadium der Vorgespräche befindet sich eine weitere externe therapeutische Behandlung bei dem Arzt Dr. Walz. Die Kosten für die diesbezügliche Behandlung soll der Senator für Justiz tragen.
Vollzugslockerungen, insbesondere den offenen Vollzug seit dem 25. August 1988 und ebenso den

mittlerweile seit dem 5. September 1988 regelmäßigen Freigang hat er nie mißbraucht.
Dennoch ergibt weder das Vollzugsverhalten noch das Gutachten von Dr. Conetti, ebenso nicht die schriftliche Stellungnahme der Vollzugsanstaltsleitung vom 5. August 1988 oder das eigene Vorbringen des Verurteilten im Anhörungstermin, daß die sadistischen Neigungen seiner Persönlichkeit ausreichend abgebaut werden konnten oder daß nunmehr ausreichende Mechanismen vorhanden wären, um die mitleidlose Umsetzung seiner sadistischen Impulse in die Tat zu verhindern.
Trotz der intensiven Befragung des Kammervorsitzenden im Anhörungstermin am 12. Oktober 1988 kam in keiner Weise zum Ausdruck, daß der Verurteilte heute sein sexuelles Fehlverhalten verabscheut oder wenigstens aus heutiger Sicht ernsthaft bereut. Seine Erklärung, er werde sich nunmehr von Prostituierten fernhalten, ist allein nicht ausreichend, um die große Verantwortung, die mit seiner Erprobung in Freiheit und der Strafaussetzung verbunden wäre, gegenüber der Rechtsgemeinschaft übernehmen zu können. Gegen eine Entlassung spricht ferner, daß die als erforderlich angesehene weitere Therapie sich erst in einem Vorstadium befindet.

gez. X.

Gegen diesen Beschluß ist die sofortige Beschwerde zulässig, die innerhalb einer Woche seit dem Tage der Zustellung dieser Entscheidung schriftlich oder zu Protokoll der Geschäftsstelle bei dem beschließenden Gericht eingelegt werden kann.
Eine schriftliche Beschwerde muß innerhalb der genannten Frist bei Gericht eingegangen sein.
Der nicht auf freiem Fuß befindliche Verurteilte kann die Beschwerde auch zu Protokoll

der Geschäftsstelle des Amtsgerichts erklären, in dessen Bezirk die Anstalt liegt, in der er zur Zeit auf behördliche Anordnung bewahrt wird.
In diesem Fall wird die Frist gewahrt, wenn das Protokoll innerhalb derselben aufgenommen wird.

Dr. Manfred Wagner
Rechtsanwalt 1000 Berlin

An das
Landgericht Berlin
Turmstr. 91
1000 Berlin 21

20. Oktober 1988

In der Strafsache gegen
Kurt M a t u s s e k
– 123 StVK 456789 –
– XYZ KLs 2/86 –

lege ich namens Herrn Matussek und mit beigefügter Vollmacht gegen den Beschluß der 41. Strafvollstreckungskammer vom 12. Oktober 1988

s o f o r t i g e Beschwerde

ein mit dem Antrag,

die Vollstreckung der noch offenen Reststrafe aus dem Urteil des Landgerichts Berlin vom 25. Februar 1986 zur Bewährung auszusetzen.

Begründung:

Der in dem angefochtenen Beschluß so unverhohlen zum Ausdruck kommende Abscheu der Strafvollstreckungskammer nicht nur gegen die Straftat, sondern auch noch immer gegen den Verurteilten ist vielleicht Ursache dafür, daß eine hinreichende Würdigung aller »tatsächlichen Anhaltspunkte für seine Fähigkeit«, sich in Freiheit verantwortlich zu verhalten, unterbleibt.

Tatsächlich aber hat der Verurteilte das überhaupt nur Denkbare unternommen, um künftig vertrauenswürdig zu erscheinen.
Zunächst sollte jedoch nicht übersehen werden, daß es sich bei der zur Verurteilung gelangten Tat vom August 1985 um ein, freilich im negativen Sinn, herausragendes und einzigartiges Ereignis im Leben des Verurteilten gehandelt hat. Es ist ja doch bemerkenswert, daß er bis zu seiner Festnahme am 25. Februar 1986 niemals sonst auch nur andeutungsweise in vergleichbaren Ereignissen und Straftaten aufgefallen wäre.
Dasselbe gilt für die Zeit der inzwischen eingeschränkt wiedererlangten Freiheit: Im Mai 1988 gab es erste Vollzugslockerungen. Bereits am 19. August 1988 wurde Herr Matussek in die JVA Düppel verlegt, so daß ab 25. August 1988 der offene Vollzug eingeleitet und ab 5. September 1988 der Freigang gestattet werden konnte.

Herr Matussek hat sich bei diesen Gelegenheiten immer bewährt. Außerdem war der Haftverlauf immer vorschriftsmäßig und einwandfrei (siehe auch Anstaltsbericht).
Vor allem aber: Der in seiner Prognose fachlich und sachlich am besten Befähigte, nämlich der Anstaltsarzt und Psychiater Dr. Conetti, der Herrn Matussek sowohl untersucht als auch begutachtet hat, kommt zu durchweg positiven Prognosen.
Ich nehme zur Begründung der sofortigen Beschwerde in erster Linie auf dieses schon vorliegende Gutachten Bezug.
Herr Matussek bedauert, der Strafvollstreckungskammer den Eindruck vermittelt zu haben, daß er sein sexuelles Fehlverhalten nicht verabscheue oder bereue. Er war überzeugt, im Anhörungstermin, der für ihn natürlich ein

Augenblick höchster Anspannung war, sein tiefstes Bedauern über begangenes Unrecht zum Ausdruck gebracht zu haben.
Auch der Gutachter und die Anstaltsleitung haben hieran bisher keinerlei Zweifel gehabt.
Sollten diese Ausführungen einer Ergänzung bedürfen, bitte ich, mich das wissen zu lassen.

Dr. Wagner
Rechtsanwalt

Anlage: Gutachten Dr. Conetti

JUSTIZVOLLZUGSANSTALT TEGEL
GESCHÄFTSSTELLE / Soz.Päd.Abt.
Seidelstr. 39 – 1000 Berlin 27

DR.med. E. CONETTI
Facharzt für Psychiatrie und Neurologie

07.09.1988

GUTACHTEN

Für: Kurt Matussek
Justizvollzugsanstalt Tegel
Haus 4 – 44 / 7

Diagnose: Deviantes Sexualverhalten bei anankastischer Persönlichkeitsstruktur, Depressionsabwehrstrategie wird durch aggressiv sexuelle Impulse organisiert.

Diagnosegewinnung: protokolliertes freies Erstgespräch, standardisierter Fragebogen zur somat. u. psychosozialen Entwicklung, Anamneseerhebung, Gießentest – GT, Beckmann und Richter, 1972.

Symptomatik und Problemdeskription: Primäre Beziehungsstörung, in deren Folge ein Zwang zu häufig wechselnden, kurzen Beziehungen auftritt, deren mangelnde Intimität nur Lustgewinn ermöglicht durch ritualisierte Impulse erregend erlebter sexueller Gewaltanwendung insbesondere gegen Frauen.

Befund bei Behandlungsbeginn: Am 21.10.1986 wandte sich der Patient zum ersten Mal an die Sozialstation mit der Bitte um psychotherapeutische Behandlung.
Der Patient trat gepflegt auf und konnte sein Anliegen wortgewandt u. differenziert

vortragen. Der Leidensdruck war glaubhaft. Die Therapiemotivation beruhte vorrangig aber auf diesem enorm starken Leidensdruck aus seiner psychosozialen Situation als Strafgefangener und einem passiv-rezeptiven Wunsch nach Symptombeseitigung.
Die organischen Untersuchungen ergaben keinen Befund.
Da die allgemein für eine Therapiemotivation notwendige Krankheitseinsicht bei Sexualstraftätern in Widerspruch steht zu moralischer Verurteilung, Ablehnung und Abwertung, die deviantes Sexualverhalten hervorruft, war bei diesem Patienten dementsprechend eine Krankheitseinsicht nicht gegeben, so daß die Grundvoraussetzung für eine günstige Prognose fehlte.
Seine Abwehr von Nähe und Regression, die zwanghaft narzißtischen Züge sowie seine nur wenig ausgeprägte Introspektionsfähigkeit erschienen als reaktiver Akzent im Dienst der Verarbeitung devianter Sexualität. Erhöhte narzißtische Kränkbarkeit wurde besonders verstärkt durch den Aufenthalt im Gefängnis und äußerte sich in perfektionistischer, nach Geltung strebender Haltung und bemühtem Auftreten. Positive soziale Resonanz wurde unabdingbar als notwendig eingeklagt. Um sie zu erreichen, wurden Aggressionen abgewehrt und Konflikte vermieden.
Wegen mangelnder Voraussetzung wurde eine mögliche psychotherapeutische Bearbeitung der Devianz auf einen späteren Zeitpunkt verschoben.
Im Juni 1988 erfolgte ein neuerliches Gespräch mit dem Patienten aus Anlaß erster Vollzugslockerungen, die von seiten der Anstaltsleitung auf Grund des einwandfreien und vorschriftsmäßigen Haftverlaufs eingeräumt wurden. Der Gefangene hatte inzwischen gefäng-

lierten Durchbrüchen gegen die eigene Person oder gegen andere richten.
Bei jeder auftretenden Erfahrung von Nähe oder Trennung wurde die nicht gelöste Fixierung an die Mutter wieder belebt und verschärft erfahren. Sexualität als Ausdruck von Nähe wirkte gefährdend, da die Konturlosigkeit der Ich-Struktur zuwenig Halt versprach.
Zum anderen wurde aber Sexualität in Beziehungen zum Instrument der Gestaltung eigener Machtansprüche. In immer wiederkehrenden Wiederholungsmustern wurde Nähe zerstört und mögliche Trennung als zerstörerisch erlebt. Die Abwehr von Intimität und Regression war zwanghaft geprägt, so daß die wichtige Entwicklung narzißtischen Gleichgewichts behindert und geschlechtliche Identität nicht erreichbar wurde.
So wurde deutlich, daß die aggressiven sexuellen Impulse Folge des Kompensationscharakters sind, daß nämlich Sexualität in Dienst gestellt wird für Nicht-Sexuelles. Das Symptom gewalttätiger sexueller Lust wird so zum Ausbruch und Protest gegen starre, eingebundene Gefühle. Auf der Beziehungsebene wurde es zum Ersatz für nicht erlebte Nähe. Die grundsätzliche Erwartung, in menschlichen Beziehungen immer wieder enttäuscht zu werden, ließ einzig im Symptom erlebbare Lust zum Gefühl lebendiger intensiver Nähe werden.

<u>Therapieempfehlung:</u> Angesichts der Sinnlosigkeit, die Sexualstraftäter nur zu bestrafen, wurden hier, auf der Basis einiger psychoanalytisch orientierter Gespräche, die psychodynamischen Grundlagen der Symptomatologie und ihre Verankerung in der Persönlichkeit des Patienten und die daraus resultierende Sexualproblematik erarbeitet, um eine Neuorientierung einzuleiten.

Der Kompensationscharakter gewalttätiger sexueller Impulse als reparativ stabilisierend für frühkindliche Angst und für beschädigte Identität wurde dem Patienten erfahrbar gemacht. Ebenso die Erkenntnis, daß aggressive Triebwünsche im Dienst der Depressionsabwehr stehen und kompensatorische Entlastung von störanfälliger männlicher Identität und von Potenzunsicherheit vermitteln.

Die bisher häufig wechselnden Beziehungen wurden nun als Vermeiden von Nähe und als Ausweichen vor gefühlsmäßigen Verbindlichkeiten verstanden. Die scheinbare Autonomie erweist sich als Depressionsunfähigkeit, um Angst und Verletzlichkeit zu überspielen.

Die Bedeutung des Symptoms als Folge aufgestauter Angstspannungen und Verletzungen aus der Kinderzeit wurde dem Patienten einsichtig.

Trotz schwieriger äußerer Umstände in der Haftanstalt gelang es in den Gesprächen, das früh verankerte psychosexuelle Reifungsdefizit zu bearbeiten und mit korrigierenden, emotionalen Erfahrungen erste Neuorientierungen einzuleiten.

Durch die intensive Mitarbeit des Patienten konnten neue Erkenntnisse vermittelt werden.

Um aber einen späteren Verzicht auf das Symptom zu gewährleisten, wird nach der Verlegung in den offenen Vollzug eine weiterführende und begleitende Psychotherapie empfohlen.

Denn grundlegende Defizite können, auch nach gelungener Erkenntnis, nur in konkreten Erfahrungen für eine echte Neuorientierung zugänglich werden, um exemplarische Auseinandersetzungen mit kritischen Situationen zu ermöglichen und den Zusammenhang von inneren Spannungen und zerstörerischen Impulsen zu verdeutlichen.

Prognose: Die gute intellektuelle Ausstattung und sehr konsequent willensstarke Persönlichkeit des Patienten ermöglichten ihm, die Bedeutungen des Symptoms rasch zu verstehen, um notwendige Neuorientierungen einleiten zu können. Selbsterkenntnis und Selbstbewußtsein dienen als wichtige Voraussetzung für neue Beziehungsformen und für den späteren Verzicht auf das Symptom, das ja unter anderem als Bindungsschwäche wirksam wurde.
Das Einüben neuer Formen von Konfliktbewältigung und Beziehungsgestaltung sowie das Durchsetzen konsequenter Lebensstrategien bedarf nun alltäglicher Erfahrungen und Kontakte. Die Voraussetzungen für gelingende neue Formen von Beziehungen sind aufgebaut worden und bedürfen nun der Chance alltäglicher Erprobung unter Zuziehung einer psychotherapeutischen Begleitung, um konkrete, normale, alltägliche Erfahrungen und Begegnungen und Konflikte zu bearbeiten.

Die akute Problematik kann derzeit als bewältigt gelten. Der Patient bedauert sein sexuelles Fehlverhalten und beabsichtigt, auch in kritischen Situationen neue Verhaltensstrategien einzusetzen, so daß eine positive Prognose insofern gegeben werden kann, daß der Patient in Zukunft nahezu ungefährdet sein wird.

gez. Dr. Conetti

TELEGRAMM

HERRN KURT MATUSSEK – JVA DÜPPEL – GEF.B.NR. 987.86
ABSENDER: ANWALTSBÜRO DR.MANFRED WAGNER, BERLIN

ICH FREUE MICH SEHR, IHNEN VOM ERFOLG UNSERER BESCHWERDE BEI DEM LANDGERICHT BERLIN MITTEILUNG MACHEN ZU KÖNNEN. MIT DATUM FREITAG, DEM 28.OKTOBER 1988, ALSO MORGEN, WURDE DER SOFORTIGEN AUSSETZUNG DER VOLLSTRECKUNG IHRER RESTFREIHEITSSTRAFE ZUR BEWÄHRUNG STATTGEGEBEN.
DIE NACHRICHT HAT MICH ERST HEUTE ABEND ERREICHT, UND ICH BEEILE MICH, SIE IHNEN SOFORT WEITERZUGEBEN, UM HIERMIT DIE LETZTEN STUNDEN IHRES VERBLEIBENS IN DER JVA DÜPPEL ANKÜNDIGEN ZU KÖNNEN.
IHRE ENTLASSUNG WIRD MORGEN FRÜH ERFOLGEN, NACH LETZTEN FORMALITÄTEN ALSO.
ICH BEGLÜCKWÜNSCHE SIE!
MIT DANK FÜR IHR VERTRAUEN UND
MIT FREUNDLICHEN GRÜSSEN,
DR. MANFRED WAGNER

Liebesgeschichte

Unbegreiflich, unfaßbar. Wieder dasselbe Erschrecken und wieder dieselbe Erstarrung im Nicht-begreifen-Können. Wieder der Terror derselben Angst? Wovor?

Ohnehin war da jedesmal dieselbe Nervosität vor einem Freigang. Aufgeregte, überspannte Muskeln und Nerven. Das Herz zitternd im Atemholen, ein Zittern bis in die Knie, bis in die Fingerspitzen.

Aber die Stadt! Leuchtend, sonnendurchflutet, bewegte Bilder überall da draußen, gefährlich schnell, wie im Sog mitreißend. Menschen, Menschenmengen, redende, sich bewegende. Er muß aufpassen. Er will immer wieder mitten hinein, dazu, dazwischen, aber dann auch nicht, will nur noch weg, Abstand schaffen, aus der Ferne schauen, aufsaugen, die Schatten auffüllen.

Die ersten Gehversuche, stolpernd unterwegs. Ach, wenn man unsichtbar sein könnte! Verwirrende, aufregende erste Begegnungen, Ansprechen, Händeschütteln, jemandem in die Augen schauen. Und die Frauen, richtige Frauen, herrliche und nichtssagende, Körper, Haut, Blicke, Gesten, der Duft und der magische Sog, bewußt getragen oder ahnungslos. Betörende, verlockende Düfte. Dann ist er aber auf der Flucht. Er kann noch nicht, er will noch nicht gesehen werden. Und will doch. Rasendes Herz, verräterisch laut.

Und jetzt, Freiheit? Schluß? Ende? Alles? Wirklich? Nein und ja zugleich. Dieselbe Angst, ins Bodenlose wirbelnd, dasselbe Nicht-begreifen-Können wie zu Anfang!

Eine Grenze wird überschritten. Das Jetzt sprengt alles Vorherige. Mit dem Körper, mit der Seele, mit dem Ich ein Blick ins Unendliche, ein Augenblick totaler Angst, um endlich alle Angst verlieren zu können. Keine Frage mehr nach dem Sinn, kein Gedanke mehr an das Woher oder Wohin. Angesichts der Endlichkeit aller Bemühungen ist Chaos das einzig Bleibende. Jede Ordnung ist ein kurzer, unheimlicher Sieg über das Unbegreifliche. Sieger und Verlierer in einem, todgeweiht, vergänglich – wie alles. Ach, das Kainsmal, der Makel, die Erbsünde als Signet der Schuld. Jeder Sieg beinhaltet auch die Niederlage und die Versündigung und damit wieder den Verlust eines Paradieses, eines Orts der Seligkeit. Aber ist nicht jeder Sündenfall ein Fall in die Erkenntnis?

Kurt Matussek verläßt die Strafanstalt mit einem Koffer. Jetzt muß er ein Taxi nehmen. Zu Fuß und mit der U-Bahn war er anonym, konnte versuchen, ganz normal zu sein. Wie sonst, früher. Und wenn die Wut ihn von innen her mit einer Flutwelle überraschte, wenn die Schatten der Schuld wie Schleier sich um ihn herum bewegten – oder die Scham, wenn er fast keine Luft hatte im Atemholen, dann gab's die Zeitung zum Festhalten, den Blick schützen und das Gesicht wahren.

Und jetzt im Taxi mit der dunklen Sonnenbrille. Aber nicht über die neue Stadtautobahn. Im vergoldenden Licht der Herbstsonne leuchtet ganz Berlin. Die großen, bunten Reklamebilder wirken wie Gemälde mit magischen Zeichen. Sie bilden den Hintergrund zu den schnellen Bewegungen des städtischen Alltags. Und nicht direkt in die Lepsiusstraße. Bahnhof Zoo, Koffer ins Schließfach.

Ich kann jetzt machen, was ich will. Ich könnte den nächsten Zug nehmen, fliegen, verreisen oder ganz einfach hierbleiben.

Wie ein Fremder in meiner Stadt. Berlin, meine Stadt, mir so vertraut und so erregend fremd. Eine drastische

Antwort auf alle Fragen nach dem Sinn: Da mußte durch! Eine Stadt, die dich zwingt, weil sie nur so existiert. Künstlich und lebendig zugleich. Die Haupthalbweltstadt Berlin.

Kurt Matussek zündet sich erst mal eine Zigarette an. Er muß Ferdinand anrufen. Mit ihm ist ausgemacht, daß Kurt zuerst zu ihm kommen wird. Ferdinand wohnt jetzt in der Lepsiusstraße. Er führt mit zwei Kollegen und mehreren Aushilfskräften das Studio erfolgreich. In redlich klaren Absprachen hat er mit Kurt die kaufmännischen Aspekte geregelt. Brüderlich, dachte Kurt oft. Im Gefängnis sind mir zum erstenmal Männer als Brüder begegnet.

Noch nicht anrufen. Niemand weiß, daß Kurt so plötzlich frei ist. Von jetzt auf jetzt, eine Grenze, *die* Grenze überwunden. Gesprengt, was ihn vorher umschlossen hat. Kurt sieht sich im Spiegel der Schaufenster. Er ist dick geworden, jedenfalls nicht mehr so schlank, wie er immer war. Er muß unbedingt wieder abnehmen.

Neue Hosen hatte er gleich beim ersten Freigang gekauft. Männer tragen jetzt Hosen mit Karomustern. Geschäfte für Männerbekleidung sind auf einmal überall, chic und teuer und verblüffend viele.

Kurt schaut den Menschen zu beim Einkaufen, Bezahlen an der Kasse, beobachtet, wie sie gehen, sitzen, reden, Auto fahren. Sie sind konzentriert und in Eile, zielstrebig, beschäftigt und so zum Verwechseln ähnlich. Sie erledigen ihr Pensum, als müßten sie einen Ich-Zustand austragen wie eine Schwangerschaft, denkt Kurt. Aber ich habe so viel Zeit gehabt, alles loszulassen, mich der Gleichgültigkeit anzuvertrauen, dies und das gleichgültig zu sehen. In den Spiegel geschaut und äußerste Verzweiflung gesucht und mich gesehen, einfach nur mich.

Kurt läßt sich in der Menschenmenge treiben. Busladungen werden wie Herden über den Kurfürstendamm geführt, an prunkenden Bankfassaden vorbei und an Schaufenstern, die mit all den verlockenden Herrlichkeiten dekoriert sind. Touristen bestimmen das Stadtbild hier. Berlin ist immer eine Reise wert.

Am Breitscheidplatz, auf den Stufen der Gedächtniskirche und um den Europabrunnen herum, der rieselnd plätschert, der Wasserklops, trotz kalter Jahreszeit immer noch von Menschen umlagert. Dazwischen spielen ein paar Punks und andere wilde Kerle Bürgerschreck für die fasziniert schauenden und eng beieinander bleibenden, angeblich vorbeiflanierenden Wessis. Porträtmaler, Artisten und Bettler, buntes, junges und altes Volk, hier fühlen sich Ausländer wohl, Kunststücke werden vorgeführt, Rezepte werden ausgetauscht, wie das Leben am besten oder am günstigsten zu bewältigen sei mit kleinen Gaunereien und großen Hoffnungen. Kurt übt hier dabeizusein.

Im Nu sind Stunden vergangen. Er gafft sich voll, füllt die Schattenräume lebendig auf. Dann hat er endlich auch wieder den Mut, ins KaDeWe zu gehen, die Rolltreppen in der Endlosschlange sich schiebender Menschen zu nehmen, durch die Abteilungen zu schlendern, mitten durch die Dinge, rechts und links Dinge, Sachen zum Einkaufen.

Noch ist die Angst nicht bewältigt, er könne plötzlich losschreien, sich wie ein Wahnsinniger gebärden, splitternd in eines der Regale mit glitzernden Glassachen brechen, und irres Zeug schreien. Oder irgendwo alles einfach durcheinanderschmeißen, grundlos, lachend.

Als Voyeur dann durch die Kosmetikabteilung. Frauen, wie sie gehen, schauen, sich selbst überprüfen und andere begutachten, wie sie mit kaum verhohlener Gier sich an den glitzernden Flakons und geheimnisvollen Verpackungen vorbeibewegen und an den Wächterinnen dieses magischen Rituals, bunt bemalten Objekten im Zeichen der Begierde, mit zur Schau getragener Weiblichkeit, Kondition eines Daseins, das aus Langeweile zu bestehen scheint.

Und einmal durch das ganze Haus, aber nur bis in den

fünften Stock. Das Freßmuseum oben traut er sich noch nicht zu. Das war schon immer schwer zu ertragen gewesen. Ein Tempel der Maßlosigkeit zur Feier von Gier und Geldverkehr.

Dann raus, schnell raus, nicht mehr schauen und, sich festhaltend am wandernden Laufband der Rolltreppen, auf die Straße, wohin? Überall Menschenmengen. Er will in den U-Bahnhof verschwinden. Welche Richtung? Er steigt wieder aus an der Uhlandstraße, will nicht weiter in der Menge treiben, biegt ab, vorbei an einem Porno- und Sexfilmladen – oder soll er da hinein? Weiter, zum Savignyplatz, langsam an den Huren vorbei.

Jetzt spürt Kurt seine Müdigkeit, den leeren Magen, den erschöpften Körper. Er setzt sich ins nächste Lokal, Café Hegel, an die Theke. Einen Cappuccino bitte.

Schlückchenweise, heiß, süß und schaumig. Langsam wird Kurt ruhiger, ordnet die Gedanken. Er muß Ferdinand nun anrufen, sich ankündigen. Aber zuerst einmal horcht er und freut sich über die Musik. Miles Davis spielt betörend, mit leichtsinniger Fröhlichkeit und Milde des Herzens. Das Lokal ist ziemlich voll, ein kleines Café, Plakate rundherum von Galerien und Konzertankündigungen, von Kunst, Politik und Wissenschaft, besonders frauenbezogen. Zwei auffallend schöne Frauen bedienen hier, selbstbewußt und streng und sinnlich zugleich, vielleicht Perserinnen? Sie sprechen gut deutsch. Frauen auch an vielen Tischen, einige Paare. Es wird geredet, laut und leise, die Worte bewegen sich im Raum, strömen hin und her. Dazwischen ab und zu klimperndes Lachen. Freitag nachmittag. Man hofft auf ein Ereignis zum Wochenende, etwas, das endlich alle diffusen Erwartungen und die Sehnsucht erfüllen könnte, Samstag, Sonntag, Hoffnungsträger.

Vorne am Fenster sitzt eine Frau mit dem Rücken zu ihm. Sie spricht lebhaft zu einer anderen, von der man die langen, schmalen Hände nur manchmal sieht, mit roten Fingernägeln, die eine Zigarette halten, die Asche abstreifen oder das Glas ergreifen. Kurt schaut, starrt, sieht die mit dem Rücken zu ihm Sitzende, wie sie mit ihrer kleinen Hand, die kurzen Finger wie zu einem Kamm geöffnet, die Frisur zurechtrückend sich in die Haare greift, Hals und Schultern nach hinten gebogen. Kurt würgt an einer bitteren Erinnerung. Er nimmt hastig eine Zigarette mit zitternden Händen, wendet sich ab, zwingt sich wegzuschauen.

Er will gehen, aber ihm fehlt die Kraft. Er will raus, aber wohin? Soll er wie ein Gehetzter durch die Stadt rennen? Flüchten, um dem Schmerz zu entkommen, um sich selbst zu verlieren, sinnlos, weg oder da, alles wird immer so sein wie damals, bis zum Ende der Zeit. Er muß sich selbst festhalten in maßlosem Erschrecken, das sich durch den Körper zwingt, zerreißend, dumpf hin und her taumelnd. Er muß standhalten lernen.

Er nimmt die Karte, sucht und bestellt eine Gemüsesuppe und ein Bier. Er starrt auf die Wand hinter der Theke. Ein Regal voller Flaschen, verdoppelt durch den Spiegel dahinter. Jemand kommt herein, stellt sich neben ihn und wird gleich froh begrüßt, ein Amerikaner, der Aussprache nach. Er redet von einem Engagement, einem Job, den er feiern will. Vor einer Stunde abgeschlossen. Damit sind die nächsten Wochen gesichert, so lange kann er also noch in Berlin bleiben.

Kurt ist froh, daß jemand redet. Der Amerikaner, George, erzählt begeistert von seiner Kunst, Marilyn Monroe zu imitieren. Er gibt gleich ein paar kleine Kostproben mit Stimme und Bewegungen wie Marilyn zum besten. Er zeigt Fotos, wie verblüffend ähnlich er seinem Idol werden kann, und amüsiert sich köstlich über Anekdoten, die er als Marilyn erlebt hat, wenn er zum Beispiel als Entertainer engagiert war. Er redet und redet. Kurt ißt seine Suppe, hört zu, lacht mit George, dessen »waahnsinnig witzig« schon komisch genug ist, um endlich wegzukommen von dem verzweifelten Hin und Her zwischen Wut und Schmerz und Trostlosigkeit.

Da begegnet sein Blick plötzlich im Spiegel hinter der Theke einem anderen Augenpaar, wasserblau und hell, fast durchsichtig bis auf den Grund. Eisblau gefrieren seine lächelnden Augen, sein Herz krampft sich zusammen. Wie um den bösen Blick von Geistern abzuwenden, verbirgt er das Gesicht hinter seiner Hand. Zu spät. Sein gequälter Atem verrät, daß nichts mehr ungeschehen gemacht werden kann.

He, was ist los mit dir? George fragt besorgt, weil er das schmerzverzerrte Gesicht seines eben noch lächelnden Nachbarn sieht. Tut dir etwas weh?

Nein, ich weiß nicht, es ist schon vorbei. Kurt starrt einer blonden Gestalt nach, die vorbeigeht und hinter der Toilettentür verschwindet. Und auf einmal spürt er, wie ein unbezähmbares, verzweifeltes Lachen sich aus ihm hervordrängt, aus seinem Herzen, so als wäre Schmerz und Lust untrennbar eins.

Schmerz reimt sich auf Herz und Herz auf Schmerz. Kurt prustet lachend. George lacht mit, ohne zu wissen, warum, ohne zu fragen. Sie lachen, bis die Augen tränen. Im Spiegel sieht Kurt, daß die beiden Frauen das Café verlassen. Er bestellt noch ein Bier.

Hallo, Helen, du bist ja schon wieder hier, hast du etwas vergessen?

Eben nicht vergessen, Shala, eben nicht. Gib mir bitte einen doppelten Cognac. Ich weiß jetzt, was es war, was damals war. Das Blau, Shala, die Farbe der Reinheit und der Treue, der Barmherzigkeit. Ach, aber ich dachte nur an eindeutige, zweifelsfreie Treue, unerschütterlich und unbedingt. Alles andere konnte nur Verrat sein. Daß im Blau das Nicht-Verratene entdeckt werden wollte, das war der geheime Sinn, den ich geahnt, aber nicht verstanden habe. Erst jetzt, Shala, deshalb mußte ich so schnell wieder zurückkommen.

Ich verstehe zwar kein Wort, aber deine Augen sind so herrlich blau wie nie zuvor. Ein blaues Leuchten möchte hervorscheinen. Hier hast du deinen Cognac, Helen.

Blau ist sichtbar gemachtes Unsichtbares. Das Leuchten, das du siehst, kommt direkt aus dem Herzen. Und Herzblut muß blau sein, damit man weiß, ob etwas im Herz berührt worden ist.

Herz reimt sich auf Schmerz, aber der ist nicht blau. Er stürzt sich erbarmungslos aus dem Unendlichen herab, im Zeichen der Hölle. Kurt lacht schon wieder oder immer noch mit George. Himmel und Hölle haben wir als Kinder gespielt. Kennst das Spiel, George? Kennst du auch, daß aus dem Spiel Ernst wird und daß du flehentlich um einen Engel bittest, aber du hörst im Labyrinth nur das Echo deiner eigenen Worte?

Ich träume oft vom Himmel, antwortet George. Ich fliege im Licht, ganz federleicht, allerdings ohne Engel zur Begleitung. Und in den guten Träumen bin ich der Sonne nahe, vielleicht, weil sich dort alles auflösen wird?

Und in den bösen Träumen? Den wirklichen, aus denen kein Aufwachen möglich ist? Wenn die Erlösung sich verweigert und in Wartestellung bleibt? So wie die Sonne, di du an deinem Stückchen Himmel ja nur ahnen kannst? Wenn das Licht die Flucht ergreift, was dann? Kurt lächelt und spricht scheinbar harmlos.

Und George wird vorsichtig. Er ist verwirrt. Dann träume ich vielleicht, daß ich träume? Er fragt zögernd. Aber ich glaube, ich muß jetzt gehen.

Wir sind Geschöpfe der Luft. Wir wurzeln in Träumen Und Wolken, werden wiedergeboren Im Flug. Lebt wohl. Zitiert Helen dazu.

Wieso redet ihr alle vom Träumen? Seid ihr müde, fragt

Shala und sucht eine neue Kassette. Oder schlägt euch die Musik von Dollar Brand aufs Gemüt? Wie er den Jammer der Welt in seinen Ton hereinholt? Man kann's auch anders hören. Vielleicht prunkt er vielmehr mit dem Leid, das ihm diese Welt zumutet? Aber wie auch immer, macht euch's nur gemütlich. Hier habt ihr was Nettes dazu. Und sie läßt Mingus ein paar Momente ganz laut loslegen, so daß alle im Lokal kurz den Kopf heben und staunend hinhören.

O. k., ich geh aber trotzdem, Shala. Laß mich noch zahlen, und dann muß ich weiter. Ich habe noch einiges vor heute abend. George verabschiedet sich von Kurt mit wissendem Zwinkern. Adios, muchacho!

Helen steht an der Bar hinter Kurts Rücken. Kurt hat bisher nur mit George geredet und bleibt jetzt in dieser Haltung – auch nachdem George gegangen ist. Er spricht wie zu sich selbst. Das Warten, das Kommen und Gehen, das Enden und Nicht-enden-Können in einer Gegenwart, die sich nach einem Wort verzehrt.

Feindseligkeit, sagt Helen. Wir wurzeln in Träumen, die das Erwachen vorbereiten. Sie prophezeien uns eine Wirklichkeit, die sich auch wirklich erfüllt. Feindseligkeit zum Beispiel veranstaltet selbst und erlebt die Hölle, die dem Entsetzen folgt. Helen kramt in ihrer Tasche. Oh, ich habe keine Zigaretten mehr.

Wortlos schiebt Kurt Matussek seine Zigaretten zu ihr hinüber. Er beobachtet Helen im Glasspiegel hinter der Theke. Wer aber die Realität überwinden will, muß den Horizont überschreiten, sagt er in den Spiegel hinein.

O ja. Danke! Helen nimmt sich eine Zigarette. Auch nach innen gibt es Räume, die durchquert werden müssen, um den Horizont zu finden und zu überschreiten. Der fremde, scheinbar unerreichbare Ort, zu dem zu gelangen alles aufgeboten werden muß, das unbegreifliche Unbewußte, der Herzpunkt der Erkenntnis womöglich?

Ins eigene Spiegelbild mitten hinein?

Immer ins Zentrum der Dinge.

Sie lieben das Risiko?

Das ganze Leben ist ein einziges Risiko. Schauen Sie doch, was auf dieser Streichholzschachtel steht. Helen zeigt auf das Reklamepäckchen von Peter Stuyvesant, auf dem COME TOGETHER steht. Das könnte auch COME TO GET HER heißen, oder? Das ist Werbung!

Kurt lacht. Ist das die Parole dieses Lokals? Oder *das Wort*, um das sich alles bewegt?

Wenn hier und jetzt alles möglich ist? Was meinst du dazu, Shala?

Ohne das Wort wurde nichts, was geworden ist, sagt Shala mit verschwörerischem Lächeln.

Helen rührt in ihrem Kaffee, den sie nach dem Cognac nun bestellt hat. Ich habe mich heute dem Blau verschrieben. Ich wollte eine Fahrt ins Blaue machen. Blau, Farbe der Ferne. Draußen steht der blaue Leihwagen. Jetzt bin ich schon hier dem Blau verfallen. Ich glaube, daß ich heute abend besser nicht mehr fahren sollte.

Wo wolltest du hinfahren?

Du kennst mich doch, Shala, ich fahre einfach los, wenn ich mir mal ein Wochenende freinehme. Raus aus der Stadt und irgendwohin. Das sind vielleicht die letzten schönen Tage. Ich liebe den farbenprächtigen Herbstwald und die dunkle Erde, die alles gegeben hat und ruhen darf, um sich auf das Geheimnis des neuen Lebens vorzubereiten. Zu dieser Jahreszeit glaube ich immer, daß ich den Herbst doch mehr liebe als alle anderen Zeiten im Jahr. Und den Geruch von abgestorbenem Laub, matt gewordenen Kräften. Ihr seht, ich muß unbedingt raus aus der Stadt!

Sie fahren aber besser morgen. Dann sehen Sie auch was von dem herrlichen Herbstwald. Jetzt ist es schon längst dunkel. Und außerdem haben Sie dann heute abend Zeit, und wir könnten miteinander essen gehen.

Das ist eine gute Idee! Ich hatte mir vorgestellt, heute in einem schönen Heide-Gasthof einzukehren. Aber noch besser ist es, in Gesellschaft zu speisen. Wo wollen wir hingehen?

Moment, bevor wir das entscheiden, muß ich zuerst noch kurz telefonieren.

Jetzt muß er also endlich Ferdinand anrufen. Kurt spürt, daß er ziemlich verwirrt ist. Die Frau macht ihm den Hof mit allen Mitteln, das ist klar. Sie hat sich verändert, unglaublich sogar, nicht nur äußerlich. Die Haare sind länger, sie ist geschminkt, bewegt sich anders. Aber da ist noch mehr. Das fasziniert ihn. Andererseits kann das Unaussprechliche zwischen ihnen nicht weggedacht werden. Es ist immer da.

Ferdinand hebt nicht ab. Dem Anrufbeantworter will Kurt aber nichts anvertrauen. Also erst mal weitermachen. Der erste Tag wieder in Freiheit und gleich in die vollen!

Das ist ja, sagt Kurt, indem er zur Theke zurückkommt, wie mit dem Feuer spielen.

Und das eigene Wort kommt wie ein Bumerang zu ihm zurück. Mit dem Feuer spielen? Was sagt er da?

Mir wäre heute lieber die sanfte Qual, entgegnet Helen. Und sie schaut ihn mit ihren leuchtenden Augen an, blau, offen, ungeschützt. Ich weiß, was mein Blick dir sagt, und genau das will ich dir auch sagen. Ich weiß, daß du mich verstehst. Mit den Augen reden. Auch damals, aber ich wollte oder konnte nicht. Ich habe auf dich gewartet seither, nicht geschlafen wie Dornröschen, ich hab mich durch die Dornenhecke gequält. Hier bin ich. Sie spricht das alles nicht aus und sagt es ihm doch.

Und was schlagen Sie vor? Wo gibt's die sanfte Qual zum Abendessen?

Ausgesprochen witzig dekoriert wird sie zum Beispiel auf türkisch angeboten in dem Bauchtanzrestaurant Merhaba, kurz hinter dem Hermannplatz. Kennen Sie das?

Nein, nie gehört. Die Gegend ist mir kaum bekannt. Aber wenn Sie die Führung übernehmen wollen...

Warum nicht? Und weil die Darbietungen dort erst gegen Mitternacht beginnen und ich das Auto sowieso stehenlassen will, könnten wir ganz gemütlich zum Kudamm laufen und dann bis Neukölln. Berlin bei Nacht durchqueren. Wäre das recht?

Im türkischen Restaurant in der Karl-Marx-Straße sind an diesem Freitag abend hauptsächlich türkische Gäste. Da und dort ein modernes junges Paar, meistens aber Männer, die laut und fröhlich essen und trinken. Sie lassen sich Zeit, speisen mit Genuß, gestikulieren lärmend. Der Raki tut seine Wirkung. Eine türkische Familie ist auch da, Männer, Frauen und mehrere Kinder, die sich ungezwungen frei bewegen, ohne die Aufmerksamkeit ihrer Eltern zu strapazieren.

Das Lokal ist modern eingerichtet, alles in Weiß, hell beleuchtet, weiße Fliesen, leichte Freischwingerstühle und in der Mitte ein Podest, das aus einem Wasserbecken herauswächst, von Grünpflanzen eingerahmt. Oben drauf steht ein weißer Flügel, ein schmalzig schön gelockter Knabe im weißen Smoking klimpert träumerisch Evergreens. Ein Springbrunnen plätschert dazu zwischen Gräsern und Blüten. Helen und Kurt bekommen einen Tisch, von dem aus man das große Lokal gut überschauen kann. Es ist ziemlich voll. Die Stimmung ist lebhaft, fröhlich und familiär. Man ist zu Hause.

Helen und Kurt bestellen und beginnen mit Genuß und viel Ruhe ein Mahl, das sich über Stunden hinziehen wird, eine abwechslungsreiche Folge aus Vorspeisen, Salaten, Gemüse, Fisch und Fleisch, dazu Reis und Brot und immer wieder etwas Neues, lange Pausen dazwischen, harziger Wein, anisduftender Raki. Bis zum Schluß dann die süß triefenden Desserthäppchen und Mokka das Essen beenden. Kurz vor Mitternacht entsteht Unruhe im Lokal. Etwas wird geschehen. Der Klavierspieler macht eine Pause.

Dann kommen fünf Musiker und eine dicke Sängerin. Eine Saz beginnt zu jubilieren. Das Klavier bringt auf einmal ganz andere Töne und Rhythmen hervor, und von den Lippen der Sängerin ergießen sich leiernde Lieder, inbrünstige Lobgesänge auf die Liebe und das Leben. Die Worte steigen direkt aus ihrem Herzen. Der wallende Busen bebt, und die Augen füllen sich mit Tränen über die grausam schönen Geschichten, die das Leben geschrieben hat. Dazu seufzen und klagen die Flötentöne. Trommeln führen den Rhythmus der geheimnisvollen, fremden Musik.

Das sind die Lieder von der süßen Qual, flüstert Helen. Und gleich kommt noch mehr.

Da kommt eine glitzernd geschmückte Tänzerin. Das Spiel der Saz steigert sich, und die Hüften der Frau bewegen sich im weichen Rhythmus dazu. Der ganze Körper schwingt, und der Busen zittert. Lachend und mit blitzenden Augen tanzt sie zwischen den Tischen umher, umkreist jede Gruppe herausfordernd, ihre Brüste schwingen vor den Gesichtern der Männer, verlockend und die süßen Freuden des Fleisches versprechend, und gleich entzieht sie sich wieder, lächelnd, selbstbewußt. Manche Männer stecken ihr Geldscheine in den Busen. Sie bedankt sich mit einer Extrarunde des kühn herausfordernd schwingenden Tanzes. Die Männer klatschen und schnalzen begeistert. Draußen vor den Schaufenstern sammeln sich Passanten und gaffen herein, genießen das Spektakel.

Auch Kurt und Helen werden umtanzt. Kurt plaziert einen Zwanziger in ihrem bereits von Scheinen gepolsterten, mit glitzerndem Straß geschmückten Büstenhalter. Alle freuen sich, daß auch der Deutsche mitmacht. Und dann wird Helen von der Tänzerin mit dem geschmeidig lüsternen Spiel des Körpers umrundet. Helen dreht sich zu ihr und entdeckt in ihren schwarzen Augen ein zwinkerndes Lachen, Wissen und Verstehen, als hätte Helen alle Absichten offen preisgegeben.

Für einen Augenblick lächeln sie miteinander in diesem Einverständnis. Dann wendet sich Helen wieder zu Kurt. Sie weiß, daß sie heute die Führung übernommen hat. Ohne selbst den Boden zu berühren, schwebend in einer Wolke, getragen von einer wunderbaren Kraft.

Sie reden über die Türkei, die sie beide kennen. Und sie erzählen einander von früheren Reisen dorthin. Sie reden über das Essen, über Genüsse und Appetit, über Fasten und Gesundheit. Sie reden über Sport und Bauchtanz und die neuesten modernen Bewegungen, Symbole der Hoffnung und des Glaubens an Fortschritt als Idee einer Freiheit, die als Bewegungsfreiheit verstanden wird. Sie reden von sich und ihren Erlebnissen und Gedanken, zeigen sich und stellen sich einander vor.

Aber sie reden nicht von dem, was innerhalb der Mauern ist, unübersehbar. Eine Burg, deren steinerne Wehren dem heftigsten Ansturm standhalten sollen? Oder vielleicht doch ein Lustschlößchen, leicht demoliert und von Ranken zugewachsen, versteckt? Wann immer sie zu nahe kommen, wird Kurt sehr sachlich, und Helen sucht mit der Seele nach dem geheimen Sinn.

Helen spürt seinen prüfenden Blick, wie ein Entdecker. Sie läßt ihn schauen und sieht ihn auch an. Sie wissen beide. Und sie sprechen weiter, behutsam bemüht, das Verborgene nicht zu berühren.

Sie reden über Berlin, die Stadt, die sie beide als einzigartiges Gebilde in Deutschland lieben, wirtschaftlich unbedeutend, aber kulturell und politisch vorneweg. Eine Stadt, die ihre Bewohner zueinander zwingt, weil in ihr die radikalste Trennung ununterbrochen stattfindet. Das Unerträgliche bringt Symptome hervor, als faszinierende Lösungsangebote, die wiederum neue Strukturen errichten.

Ohne den Tonfall der Rede zu verändern, mit scheinbar gleicher Stimme, sagt Helen plötzlich: Unlängst, als gestern vorbei war, und Lila ist kälter als draußen.

Einen Augenblick stutzt Kurt verwirrt, lächelt zurück und sagt: Schönes Tach heute!

Ich frage mich schon seit einiger Zeit, woran du denkst, während wir sprechen?

Ich denke darüber nach, wo du wohnst und was für eine Wohnung du wohl hast?

Nicht weit von hier, am Kreuzberg wohne ich, in einem wunderschönen alten Haus, und die Wohnung ist wie ich, maßlos und unvernünftig. Wenn du mit mir kommst, wirst du verstehen, was ich damit meine. Mit dem Taxi sind wir in ein paar Minuten dort.

Soll ich mitkommen, um deine Wohnung kennenzulernen?

Na ja, meine Wohnung und mich überhaupt, wenn du willst. Helen versinkt einen Augenblick lang im Tiefblauen, läßt sich ins Unendliche hineinfallen. Sie schwebt ganz kurz und berührt mit ihrer Hand seinen Arm, ganz vorsichtig, ganz kurz. Soll ich ein Taxi rufen?

Im Auto, im geschützten Dunkel, nah bei ihm sitzend, wispert sie leise in sein Ohr: Leib und Seele, willst du mich mit Leib und Seele? Wenn ich dich nicht gefunden hätte, müßte ich dich ja weitersuchen. Sie schmiegt sich an ihn, umschließt mit sanften Händen sein Gesicht und küßt ihn. In zärtlicher Liebkosung erzählen die Lippen und Zungen im Kuß von der süßen Gefahr des Ertrinkens, von Maßlosigkeit und Unvernunft und all den Hoffnungen, deren Erfüllung die Liebe verspricht.

Die Hände suchen nach ersten Berührungen. Fingerspitzen wandern über die Haut, aufgeladen mit Spannung, die das Begehren bewirkt im genußreichen Erwachen des Fleisches. Erlösungssehnsucht? Wahrheitsfindung? Oder vergebliche Hoffnung, in die Geheimnisse des anderen eindringen zu können, um sich dem unberührten Innersten, dem Keuschen zu nähern. Die wiegende Bewegung früher Träume und der hart pulsierende Rhythmus erotischer Leidenschaft, in gegensätzlicher und doch sich ergänzender Lust, bewirken dieses spannungsvoll köstlichste Entzücken, das sich im ganzen Körper ausbreitet.

Kurt spürt den Sog wie ein Versprechen, daß sich endlich alles auflösen wird, und in namenloser Sehnsucht will er eintauchen. Aber wie das warnende Ticken einer Uhr tropfen tausend Neins aus unendlich fernen Träumen, wie Sternschnuppen, wie Splitter gläserner Eiskristalle auf ihn herunter. Ohne irgendeine Möglichkeit zur Gegenwehr breitet sich ein Schmerz in ihm aus und erreicht mit der Atemwende sein Herz. Tränen fließen aus seinen Augen. Mit aller Kraft will er sich hinkämpfen zu dem rettenden Wort: Ich lache mich scheckig.

Und hört sich selbst aber sagen: Seit damals kommt der Schmerz immer wieder. Und als hätte dieses Wort die Schleusen geöffnet, brechen die Tränen jetzt erst recht hervor. Aus wortlosen Tiefen stürzen sie mit stammelnden Lauten aus ihm heraus. Die Augen sind leer.

Helen trinkt seine salzigen Tränen mit Küssen. Sie hält ihn fest in ihren Armen und flüstert heilende Worte von Zuversicht und Wissen. Bis das Schluchzen langsam in ihm verebbt. Dann gehen sie hinauf in ihre Wohnung.

Von einem langgestreckten Flur weisen mehrere Türen, die offenstehen, rechts und links in verschiedene Räume, Helen knipst überall das Licht an. Große, helle Zimmer zeigen sich, spärlich möbliert, Bilder an allen Wänden. Bücher und Zeitungen liegen herum.

Wohnst du hier allein?

Ja.

So viele Zimmer?

Ja, und ein herrlicher Balkon voller Rosen. Sogar jetzt

bringen sie noch beharrlich Blüten hervor. Ich lebe hier wie in einem verzauberten Reich zwischen Märchen und Rätseln. Was aussieht wie eine sehr große Wohnung, ist in Wirklichkeit ein Ort der Kraft, der merkwürdige Träume hervorbringt. Seit ich hier lebe, suche und finde ich immer neue Spuren im Labyrinth… Komm mit mir. Kurt geht mit Helen in einen großen, eher leeren Raum. Ein Sofa an einer Wand, ein Regal mit Musikanlage und Schallplatten, ein riesiger alter Spiegel im barocken Goldrahmen. In schwungvoll roter Handschrift steht quer über die Spiegelfläche geschrieben: Ich sehe mich selbst im Spiegel. Mein Selbst im Spiegel sieht mich.

Hast du das geschrieben?

Ja, als mir klar wurde, daß nur ich selbst mir auf die Schliche kommen kann.

Was meinst du mit Spuren im Labyrinth und dir selbst auf die Schliche kommen? Ich verstehe nichts mehr. Oder sind wir hier in dem Labyrinth, von dem du sprichst?

Helen sucht eine Schallplatte heraus und legt sie auf. Zögernd und verträumt erspielen die Töne den Raum, eine Klaviersonate von Beethoven. Helen kommt zurück zu Kurt und führt ihn zur Melodie tanzend.

Quasi una Fantasia, flüstert sie lächelnd. Ich bin zwar nicht Ariadne, aber du hast mir ja die Führung für heute anvertraut.

Langsam und zärtlich tanzen sie ineinander versunken im Zimmer umher. Und je klarer die Töne den Lauf der Musik erraten, je deutlicher sie ihr Spiel treiben, desto mehr und heftiger wird ihre Erregung. Die Körper aneinandergepreßt, drängendes Erspüren, Mund an Mund ineinander eindringend, küssend, saugend, riechend, schmeckend, in trunkener Sinnlichkeit versinkend, blauvertiefte Blicke verschmelzen. Der Tanz und mit ihm die erotische Begierde steigern sich im Takt der Musik.

Sie genießen die seligmachende Lust des Augenblicks,

der im Zeichen leidenschaftlichen Verlangens triumphiert, solange die Töne des Klavierkonzerts dahinperlen. Mit den Händen entdecken sie die Landschaft der Körper unter den Stoffen der Kleider, Brüste und Hüften, Haut und Haar. Kurt sieht in Helens Augen die Gier nach einer Lust, die in unzählbaren Spielarten immer wieder neu verspricht, sich aufzulösen, zu zerfließen, um sich wiederzufinden, im rasenden Taumel den Kopf zu verlieren, atemlos. Helen will ja, daß er ihr Verlangen sieht und ihre Sehnsucht. Sie spürt ein Zögern in ihm, ein Hin und Her, sich dem Glücksversprechen der Sinne hinzugeben, sich in Lust zu verströmen, dann aber doch so zurückhaltend, merkwürdig fremd und streng. Sie will diese Mauern überwinden, mit einem Feuerwerk der Lust seinen Widerstand auflösen, ihn zur Preisgabe verführen. Aber er weiß, daß die Wunde, die er zu schützen hat, den unendlichen Schmerz nur im verborgenen festhalten kann.

Die letzten Töne sind verklungen. Helen und Kurt stehen aneinandergeschmiegt im Raum. Mit den Augen reden sie, bis ins Herz hinein verstehend.

Ich kann nicht, durch alle Versteinerungen hindurch, dem Drängen und Fordern und lachenden Verführen nachgeben. Ich finde nichts, was die gebrochene, zerstükkelte Zeit wieder heil werden ließe; und die Kälte, die giftig in mir wartet, trostlos und endlos, sie wird immer sein. Du kannst sie nicht auflösen.

Muß ich denn glauben, daß Liebe unerreichbar ist? Ich glaube es nicht. Wäre dann nicht alles unbegreiflich? Du hast ja selbst nach süßer, sanfter Qual verlangt.

Ich muß aber diese Bildfolter in mir verschließen. Nur ihre ironische Umkehrbarkeit sichert das Geheimnis.

Du wolltest immer sehen, ohne selbst gesehen zu werden. So kannst du wirklich nicht sehen, ob du gesehen wirst. Auch um dich selbst zu sehen, müssen ja Schmerz und Angst sichtbar gemacht werden. Du wirst nie durch

Vergessen Heilung finden. Erst wenn das Vergessen aufhört, das Vergessen nämlich, wo das Begehren ausgesetzt hat, um die Katastrophe zu ertragen, erst dann wird Liebe möglich sein.

Aber wie kann die Angst vor der Katastrophe umgangen und die Verstümmelung vermieden werden? Das Nichts teilen? Zeig es mir, wenn du meinst zu wissen...

Ich weiß und weiß nicht. Verführerisch träumt es in meinem Blut, verwandlungsmächtig und stark. Schau nicht zurück, dort ist das Reich der Mütter. Wir suchen Zukunft.

Helen legt eine neue Platte auf, nimmt Kurt an der Hand und führt ihn in das Zimmer, wo ihr großes Bett steht. Ich hole uns etwas zu trinken, und dann erzähle ich dir einen Traum, der vorwegnahm, was ich später erlebte.

Kurt zieht sich aus und setzt sich zwischen Kissen und Decken in das Bett hinein. Helen kommt mit Champagner und Gläsern zurück. Sie zieht sich auch aus und setzt sich zu ihm ins Bett.

Trinken wir auf einen schönen Abend, wie es der Ober uns noch vorhin gewünscht hat. Helen streichelt Kurt mit den Fingerspitzen und zieht zwischendurch immer wieder, zart aber doch auch schneidend scharf, mit ihren hartspitzen Nägeln Linien über seine Haut. Kurt läßt sich in die Decken fallen. Er hat die Augen geschlossen, aber sein Körper drängt sich wollüstig Helens Berührungen entgegen und will mehr.

Eine gewaltige helle Klarheit dehnt sich in ihm aus. Ein Ton vielleicht, ein wortloser Schrei, der langsam in ihm wächst und, vom Herzen kommend, alles ausfüllt mit einer aus Schmerz und Ohnmacht und unbändiger, jubelnder Lust wachsenden Kraft.

Helen gleitet mit ihren Brustspitzen über seinen Leib, auf und ab, ihre Haut streichelt die seine in anmutiger

Sanftheit, aber ihre krallenartigen Fingernägel hören nicht auf, ihn schmerzlich zu zeichnen, und ohne jede Vorwarnung pressen sich immer wieder ihre Zähne irgendwo in sein weiches Fleisch und hinterlassen ein rotes Mal auf weiß erschrecktem Grund.

Zögernd, vorsichtig, fast widerstrebend füllt sich sein Schwanz mit Kraft. Aus Helens Mund rieselt Champagner über den sich aufrichtenden Lüstling. Er zuckt ihren Lippen entgegen. Mit bedrohlich scharfen Zähnen knabbert sie in den Hautfalten an seiner Wurzel. Dann stülpt sich ihr Mund über ihn und nimmt ihn tief in sich auf, leckt und streichelt ihn, während ihre Fingernägel zwischen seinen Schenkeln schmerzhafte Furchen ziehen.

Mehr, mehr, stöhnt er und zittert zwischen Schmerz und Hingabelust.

Da läßt sie ihn wieder aus dem Mund fallen und beginnt von neuem ihr Spiel auf seinem Körper, streichelt ihn mit ihren Brüsten, kratzt ihn und beißt ihn, reibt sich an ihm und bedeckt ihn rundherum mit Liebkosungen und mit lüsterner Geilheit.

Plötzlich schwingt sie sich über ihn und läßt ihn mit einem Schrei oder einem Seufzer zwischen ihre Schenkel hineinstechen, ganz tief, mitten hinein. Es ist samtig weich und glühend heiß zugleich. Er spürt sich verbrennen in wohliger Geborgenheit. Aber bevor er loslassen kann, sich auflösend ankommen könnte im namenlos Ewigen, verläßt sie ihn wieder, oder verläßt er sie? Ihre unkeusche Hand, spielerisch Schmerz und Liebkosung verteilend, setzt fort, reibt ihn, preßt und streichelt, kratzt und zwickt.

Kurt liegt immer noch mit geschlossenen Augen da, windet sich in Lust und genießt das Spiel, das Helen mit ihm treibt. Sie erzählt ihm jetzt von ihrem Traum, als die Dornenhecken so unaufhaltsam wucherten, sich ihr gefährlich und gierig näherten, um zuwachsend sie zu umschlingen. Später hat sie begriffen, daß sie dem, was weh tut, nicht ausweichen kann. Und mittlerweile weiß sie, daß sie beide zu sein hat, Dornröschen und der Prinz zugleich. Und keiner kann dem Schmerz entkommen.

Ich habe damals verstanden, daß Dornröschen und auch der Prinz leiden müssen. Sie, weil sie nichts tun kann und schlafend auf die Erlösung zu warten hat, und er, der die Schmerzen ertragen muß beim Überwinden der Dornenhecke. Er darf dann alles mit ihr tun, und sie muß damit leben, daß sie an allem schuld hat, was geschieht.

Wenn der Prinz Dornröschen findet, darf er dann wirklich alles mit ihr tun?

Alles.

Und wenn er sie tötet?

Meine Freundin Viola hat mir mal gesagt: Es gibt mehr Schmerz, als du verlangst. Helen flüstert. Und jetzt habe ich gelernt, daß Schmerz nur ein anderes Wort ist für Lust, wenn daraus Wissen werden soll. Wage es, lockt sie ihn, verschwende deinen Schmerz an mich. Was du mir schenkst, das gebe ich dir zurück.

Kurt öffnet seine Augen, schaut sie an. Helen sieht in seinem Blick Hoffnung, die sich in Hingabelust steigert, wenn sie sich wieder lüstern auf ihn setzt. Ihre Finger krallen sich in seine Hüften, und sie gleitet weich über ihn. Er wächst in sie hinein, langsam, sanft und stark. Aber plötzlich drängt sich ihre Hand rasch hinter seinen Rücken, und mit ihrem messerscharfen Fingernagel bohrt sie sich einen Weg in sein Loch dort im Hintern, bricht hinein wie zukkender Schmerz, so daß er schreit und jauchzt zugleich. Und in ihm zerreißt etwas, zerbirst, zersplittert als Feuerwerk.

Ja, ja, stöhnt sie sich aufbäumend über seiner Explosion. Mehr, mehr von diesem Glück! Wie im Tanz schwingt ihr Körper auf seinem Stachel, windet sich in unendlicher Lust und saugt ihn aus, bis etwas eins wird in ihnen, für einen gemeinsamen Augenblick, in dem das Vollkommene sich zur Erscheinung bringt, als Vereinigung im Gesetz der Begrenzung.

Danke. Ich danke dir, flüstert sie ihm zu. Kurt legt seine Arme um sie, zieht sie zu sich heran und küßt ihre offenen Augen, das Gesicht und ihre weichen Lippen. Morgen, heute, gleich fahren wir beide hinaus in den Herbstwald, und dann erzähle ich dir auch Träume und Märchen, blutsigniert.

Er streichelt ihre seidigen, blonden Haare, und mit seinen Augen ist er ganz nah bei ihren. Sein Blick sinkt tief in sie hinein. Ich werde dir erzählen, was der Prinz mit ihr tut, blutsigniert. Ich zeige dir, wie er sie findet und wie er sie liebt. Aber jetzt bist du müde und wirst schlafen, weil der Traum das Erwachen vorbereitet.

Und wenn er Dornröschen gefunden hat, dann darf er alles mit ihr tun, haucht sie schläfrig noch in sein Ohr. Er darf sie sogar töten. Aber vergiß nicht, Liebster, daß ich beide bin.